再発・転移の不安からも解放される

がん細胞を徐々に消していくために患者ができること

医師 前山和宏・監修

総合科学出版

監修者として思うこと

私のクリニックには、たくさんのがん患者さんが来院されます。ほとんどの方が「末期」です。いわゆる、病院の「標準治療」がうまくいかなかった、あるいは発見された時はすでに末期だった……などです。

「標準治療」と言えばきこえはよいのですが、英語で言えば「スタンダード」。つまり、その患者さんのための「スペシャル」ではないのです。

大病院の医者達は、患者を診ずに、がんそのものだけを診ているような気がしてなりません。

同じ病態を持つ患者は一人もいません。ひとりひとり異なった遺伝子を持ち、それによって細胞が決定され、さらにはキャラクターが決まる。もちろん、がん細胞も、その患者さん自身のキャラクターを持っています。

だから「マニュアル」が存在する「標準治療」など成り立たないのです。

がんは病院任せ、医者任せで治るとは思えません。

私は常に患者さんには「勉強してほしい。」と申し上げます。

便利な時代です。インターネット、書籍等、情報はいくらでもあります。

本書は、がんを治すために、自分でできることを紹介してくれます。これは重要なことですが、何故か病院では無視されることなのです。

本書に書かれている「医師と患者は対等」「面倒な患者になる」などは、私の言いたいことそのものです。さらに言わせていただければ「患者にとって医師とは、使いこなす道具にすぎない」ということです。

日本の患者さんは、医師に対して従順すぎます。「お医者様の言うことを聞いていればよい」という時代は、もう終わりです。

自分の欲求をもっともっと述べるべきです。本書で述べられているとおり、自分の命を医師の都合で決めてはなりません。誰のための医療なのかをよく考えてください。

本書ではサプリメントとのつき合い方にも言及しています。

サプリメントは「健康のための補助」という考え方が広まっています。しかし、それは違います。

「健康を維持するため」と「病気を治すため」のサプリメントはジャンルが全く異なると考えてください。本書には、よいサプリメントの基準が明確に述べられています。

サプリメントは時代とともに変化し、かなりレベルの高いものが発売されています。

それらを上手に利用することは、がん治療に対して大きな福音と言えます。

さらに、本書はアントロキノノールを紹介しています。

私としては、いわゆる「きのこ系」は、すべて出つくしたと感じていました。

しかし、アントロキノノールは、今までのきのこ成分とは全く異なるものであると考えなくてはなりません。

特に、すい臓がん、肺腺がんに対しての効果は驚くべきものです。このデータを見れば、ほとんどの医師が「信じられない」と言うことでしょう。誰もがアントロキノノールの可能性に期待するでしょう。

がんが原因で死亡する人は増加の一途をたどっています。最近では、若い人のがんも増えていると感じます。

治療法を選択するのは患者さんです。私は患者さんの選択に異論をはさむことはできません。

だからこそ、自分の病気に対し、最善の選択をしていただきたいと思います。

どうか本書が、患者さんのがんに対する考え方に一役買ってくれればよいと考えております。

医師　前山和宏

まえがき

がんは自分で治す時代

がん治療は大きな曲がり角に来ています。

これまで先端科学の粋を集めて進められてきた3大療法（手術、抗がん剤、放射線）では、どうやらがんを治すことは難しいと、多くの人々が気づきはじめています。患者は、医師がどんなに否定しても、現代医学以外の治療法を探し求め、様々なサプリメントや健康法に希望を託します。

現代医学の医師たちの中にも、「これではがんは治らない」「患者の命を救うことはできない」とさとり、東洋医学などの補完代替療法を取り入れる臨床医が増えています。補完代替療法から統合医療へ、そしてホリスティック医学へと、がん治療は新しい道を模索しはじめているようです。

こうした医療の流れに応えるような本が登場しました。本書1章でご紹介している

『がんが自然に治る生き方』（ケリー・ターナー著）です。腫瘍内科の研究者である著者は、もはや治る術がないとされた末期のがん患者の中に、自らの力で完全寛解に至っている人が少なからずいることに衝撃を受け、この本を著しました。

「劇的寛解」と著者が名付けた人々は、食事やサプリメントやライフスタイルの改善、そして生き方、考え方を変えることで、余命宣告を受けるほど大きくなったがん細胞を全て消してしまいました。しかもそれらの方法は、おそらく誰にでもできることばかりです。

本書ではまず1章で、『がんが自然に治る生き方』から、治るためのヒントを紹介したうえで、がん治療の現在と新しい流れについて説明しています。そして2章以降に、今最もがんに有効ではないかとみられるサプリメント、アントロキノノール含有エキスをご紹介しています。

サプリメント選びは、多くのがん患者にとって最も悩ましい問題です。考えに考えて結局は有名なもの、よく目にするものを選んでいるのが実態です。ぜひ2章以降を参考にして、ご自分に最もふさわしいサプリメントを選んでください。

サプリメントを選ぶ基準は「科学的根拠」

世の中には膨大な数のサプリメントがありますが、本書は、やはり抗がん作用において科学的根拠の確かなものでなければならないと考えます。そうしたものの中で、今日最も注目され、数多くの研究成果が学術誌に発表されているのがアントロキノノールです。

2章~4章で研究成果をご紹介しますが、アントロキノノールは、台湾産の伝統的な薬用きのこからごく微量抽出される成分で、抗がん作用をうたったサプリメントの中でも特別な存在感があります。

アントロキノノールは、がんに対する免疫力を高め、抗酸化作用が高く、がん細胞のアポトーシスを誘導するなど様々な働きを持っており、薬理作用の多彩さは群を抜いています。

1000kgの菌糸体からわずか1ℓ（1kg）。凝縮されたエキスから発見された物質アントロキノノール

ベニクスノキタケというきのこは今や絶滅の危機にあり、野生のものは、乱獲を防ぐため採集が厳しく規制されています。わずかに採集されたものは1kg200万円という途方もない値段がついており、もはや誰もが使える民間薬とは言えなくなっています。

そこで台湾のある製薬メーカーの研究チームは、独自の製法でこのきのこ（菌糸体）を培養し、有効成分を取り出すことに成功しました。

その方法とは次のようなものです。

まずきのこの菌糸体を、穀物などの固体培地で約3か月かけて発酵させます。固体培養法という方法です。こうして最初にできた菌糸体を、今度は低温凍結乾燥（フリーズドライ）すると、菌糸体ははじめの5分の1の量になります。そしてこの菌糸体粉末から発見されたのが、特殊成分アントロキノノールです。

こうして出来上がったベニクスノキタケ菌糸体の粉末から、今度はさらにエキスを抽出し、さらに凝縮していくのです。

最初に培養したベニクスノキタケ菌糸体を１０００kgとすると、低温凍結乾燥し粉砕された粉末は２００kg、ここで5分の1になります。次にこの粉末から独自の製法でエキスを超臨界抽出し約十分の一の16ℓまで凝縮します。この16ℓは、いわばベニクスノキタケのエッセンス、有効成分そのものです。

研究チームはこの16ℓのアントロキノノール含有エキスから、βグルカンやトリテルペン類等の有効成分を取り除いてみました。そうして、１００％純粋なアントロキノノールのみを抽出することに成功したのです。

こうして取り出されたアントロキノノールはわずか1ℓ。ベニクスノキタケ菌糸体１０００kgのたった０・1％でした。

がんの新薬誕生への期待と確信。学術誌に発表されたアントロキノノールのがん細胞株への阻害効果

アントロキノノール（Antroquinonol®）とは、台湾原産のきのこ、ベニクスノキタケから世界で初めて発見・抽出された成分です。化学的にはシクロヘキサンケトン化合物で、全く新しい低分子構造を持っています。

非常に専門的な話ですが、アントロキノノールの革新性を知っていただくため、紹介してみましょう。

研究チームはこれまでの研究の経過から、アントロキノノールが、がんの新薬として大きな可能性を持つことを確信していました。そこでまずスペクトル解析を行い化合物

アントロキノノールの化学構造

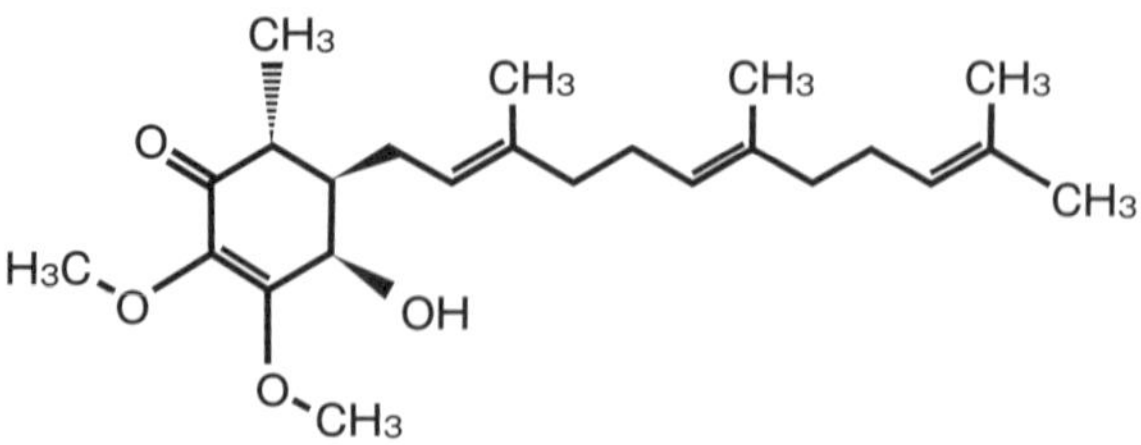

の構造を同定し、その活性について評価を行いました。

その結果アントロキノノールは、ヒト肝がん細胞、及び前立腺がんのがん細胞株に対して高い阻害効果を有することを発見しました。また乳がんのがん細胞株に対しても阻害効果を有することがわかったのです。この研究成果は、2007年国際的な学術誌「Planta Medica」において発表されています。

学術誌に掲載されたアントロキノノールの研究論文

アントロキノノールの研究は、その発見から今日まで繰り返し国際的な学術誌に掲載されています。

こうした学術誌では、研究者から投稿のあった論文を専門家がチェックし、価値のある研究かどうか、内容や結果に信憑性があるかどうか確認して掲載しています。こうした検証を査読と言います。従って掲載されること自体が、科学的に一定の評価を得たと言えるものです。ここにその一部をご紹介します。

◎新規がん細胞毒性薬の発見

▼学術誌『Planta Medica』２００７年

▼がんの種類……ヒト乳がん、肝がん細胞、前立腺がんのがん細胞株

スペクトル解析を採用して化合物の構造を同定し、その細胞毒性の活性について評価を行った。アントロキノノールは、乳がん、ヒト肝がん細胞及び前立腺がんのがん細胞株に対して阻害効果を有する。

◎がん細胞のＲＡＳシグナル伝達の遮断

▼学術誌『Cancer Chemotherapy and Pharmacology 』２０１０年

▼がんの種類……ヒト肺がん、肝臓がん並びに白血病細胞株

アントロキノノールが異なるがん細胞株に対して細胞死を誘導する際のＩＣ50値は２・22から６・42 μ Ｍである。

アントロキノノールによるがん細胞アポトーシスの誘導は、Ｆｔａｓｅ活性の阻害と細胞オートファジーの誘導によるものだと思われる。

◎非小細胞肺がん細胞増殖の抑制

▼学術誌『Mutation Research』２０１１年

▼がんの種類……非小細胞肺がん細胞株

マイクロアレイ解析の結果から、未処理の対照群と比較した場合、非小細胞肺がん細胞において、アントロキノノールがｍｉＲＮＡｓの発現水準を変化させることが判明した。またデータとともに、肺がんＡ５４９細胞の増殖が、アントロキノノールから明らかに影響を受けることが分かった。

◎ヒト肝がん細胞におけるＡＭＰＫ及びｍＴＯＲ経路に対するアントロキノノールの重要な働き

▼学術誌『Biochemical Pharmacology』２０１０年

▼がんの種類……ヒト肝がん細胞

アントロキノノールは、ｍＴＯＲなどを含むタンパク質のリン酸化を阻害することによってＴＳＣ１／ＴＳＣ２の遺伝子を誘導し、ヒト肝がん細胞タンパク質の合成を阻害する。アントロキノノールはＡＭＰＫ及びｍＴＯＲ経路において、肝臓がんにとって重要な役割を果たし、主にＧ１期における細胞周期の停滞とその後のアポトーシスを惹起することが明らかになった。

◎ヒト膵臓がん細胞オートファジーの作動及びがん細胞プログラム細胞死の誘導

▼学術誌『Journal of Nutritional Biochemistry』２０１２年

▼がんの種類……ヒト膵臓がん細胞

90％以上の膵臓がんは、Ｋ-ｒａｓ遺伝子に突然変異及び活性が生じる。

アントロキノノールはＰＩ３Ｋ／Ａｋｔ／ｍＴＯＲのシグナル経路を阻害することによって、膵臓がん細胞の活性を阻害すると結論づけた。阻害が細胞周期Ｇ１期の停滞を惹起し、最終的にはミトコンドリアの依存性細胞死を引き起こす。また、がん細胞のオートファジー性細胞死とがん細胞の老化加速も、アントロキノノールが抗がん作用を有することを示唆している。

いかがでしょうか。ここに掲載したのは主要な学術誌上で発表されたものの一部ですが、この科学的根拠が一定の評価を得るためには実際の症例も必要です。

それでは、アントロキノノールの症例もここで2例だけご紹介しましょう。

症例1 肺がん

Tさん　60才男性

台湾の大手生命保険会社の社長であるTさんは、2005年12月の定期健診を受けたところ、がんマーカーのCEAが異常な値を示していました。値は15ng／dl（標準値は5ng／dl）です。その医院で更に検査を行ったところ特に異常はなく、毎月定期健診をすることとなりました。

半年後の定期健診（2006年6月）ではがんマーカーのCEAが断続的に上昇していたので、台北のある大病院を紹介されて受診。レントゲン撮影の結果、進行した肺がんと診断されました。

緊急手術が行われ胸を開いてみると、レントゲンで見つかった2センチの2個のがんのほかに、左肺葉と胸膜に転移が見つかり、医師はなす術がなかったということです。そして医師は家族に、余命数ヶ月と宣告しました。

２００６年7月、Ｔさんは化学療法を開始しました。Ｔさんは常に前向きで、家族、友達、同僚が見守る中、また医師の治療の下で病気をコントロールしていました。一年半、分子標的薬による治療等を受けました。しかしがんマーカーのＣＥＡの動きは激しく、がんの安定化には至りませんでした。

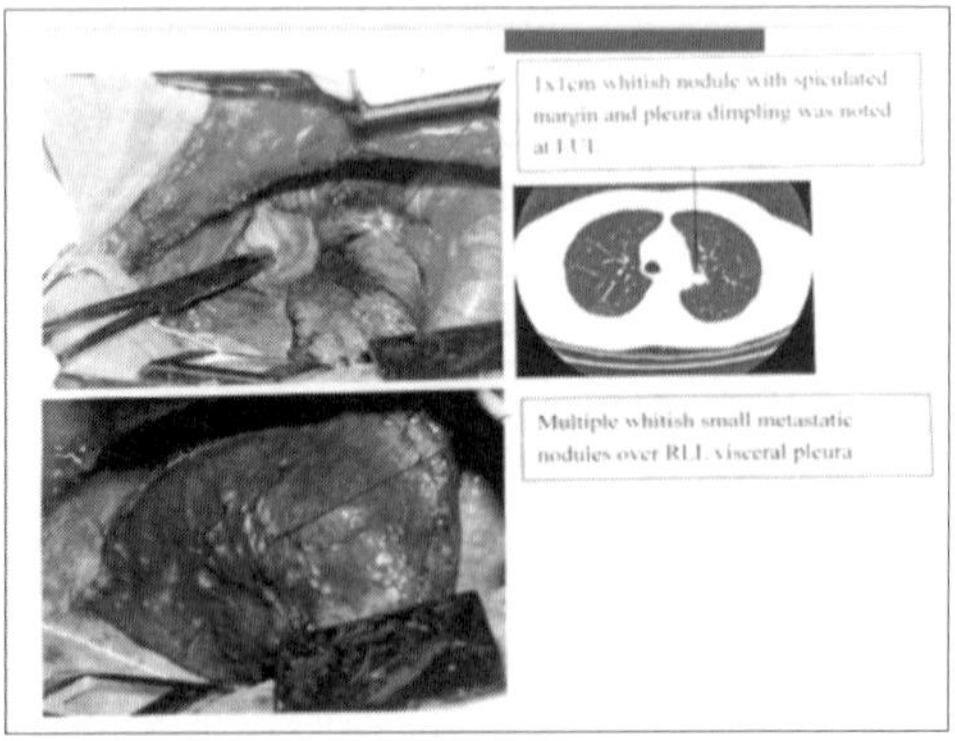

２００８年、Ｔさんは友人の医師の紹介で、高濃度アントロキノノール含有エキスの摂取を始めました。継続して摂取しながら毎月定期健診をしていたところ、病状は次第に改善していきました。そして一年後の２００９年7月24日の検査で、がん細胞は検出されなくなりました。他の検査の数値も安定しました。

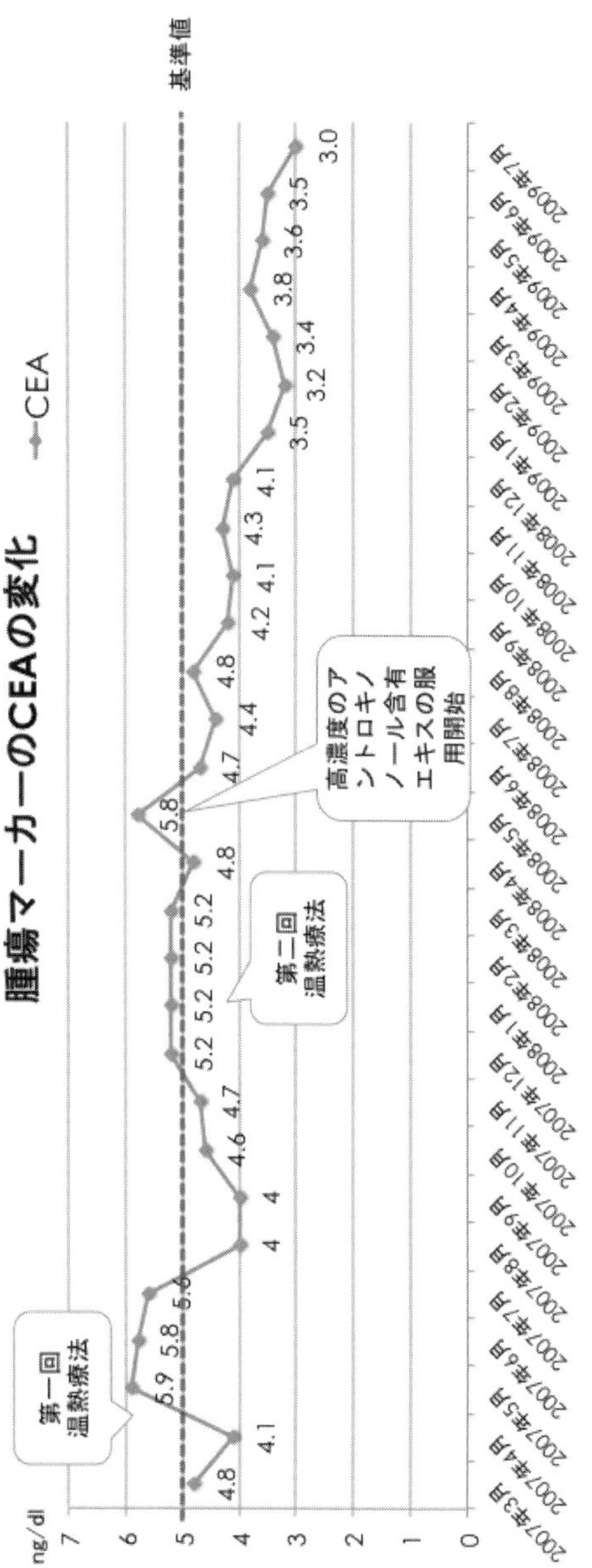

約9ヶ月間、毎日高濃度アントロキノノール含有エキスを服用，
腫瘍マーカーが連続6ヶ月5ng/dlを下回る

症例2 ▼▼▼ 肝臓がん肺転移

Sさん　70代女性

Sさんは高濃度アントロキノノール含有エキスを服用してがんを克服した方です。Sさんの娘さんはその経験を共有したいということで、手紙をいただきました。

Sさんは糖尿病の合併症で腎不全となり人工透析中の患者ですが、ある時の検査で肝臓に8センチ大のがんが発見されました。娘さんが探し出した有名な医師が手術を執刀し、肝臓のがんを切除した後、手術後3ヶ月の定期検査では状態は良好でした。

しかし、4ヶ月後に肺に転移したがん細胞が見つかりました。医師との相談の結果、全額自己負担による肝臓がん分子標的薬のネクサバールで治療することを決めました。費用は毎月5200アメリカドル（約52万円）です。ネクサバールでは3ヶ月寿命を延ばす効果しか得られませんが、他の治療法は見つかりませんでした。

ネクサバールを服用して6週間後、肺のレントゲンでは細かいがん細胞が点在していました。

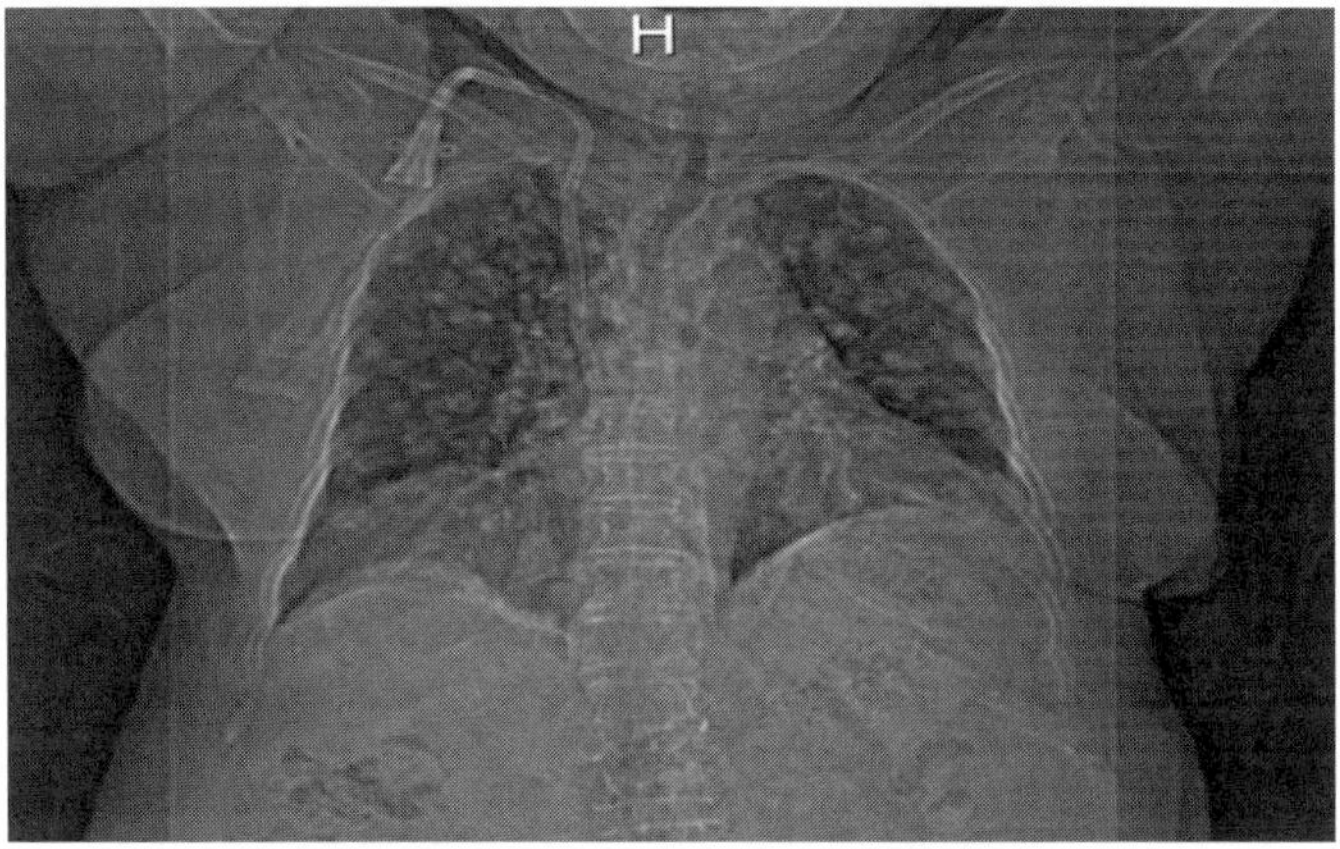

2011/5/2　病院で肝臓がんの肺転移を確認

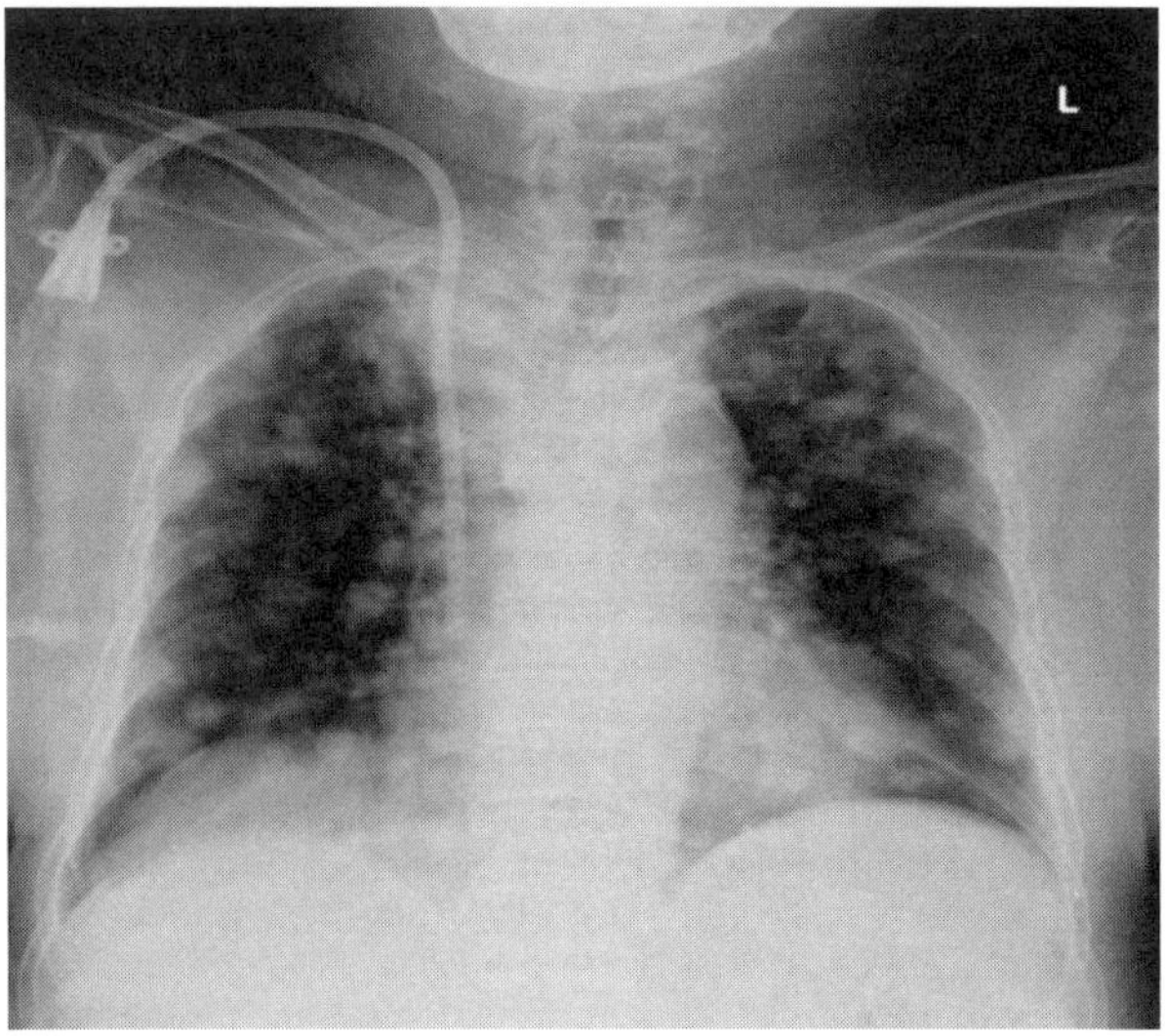

2011/6/11　分子標的治療薬ネクサバールを服用後がん細胞を確認

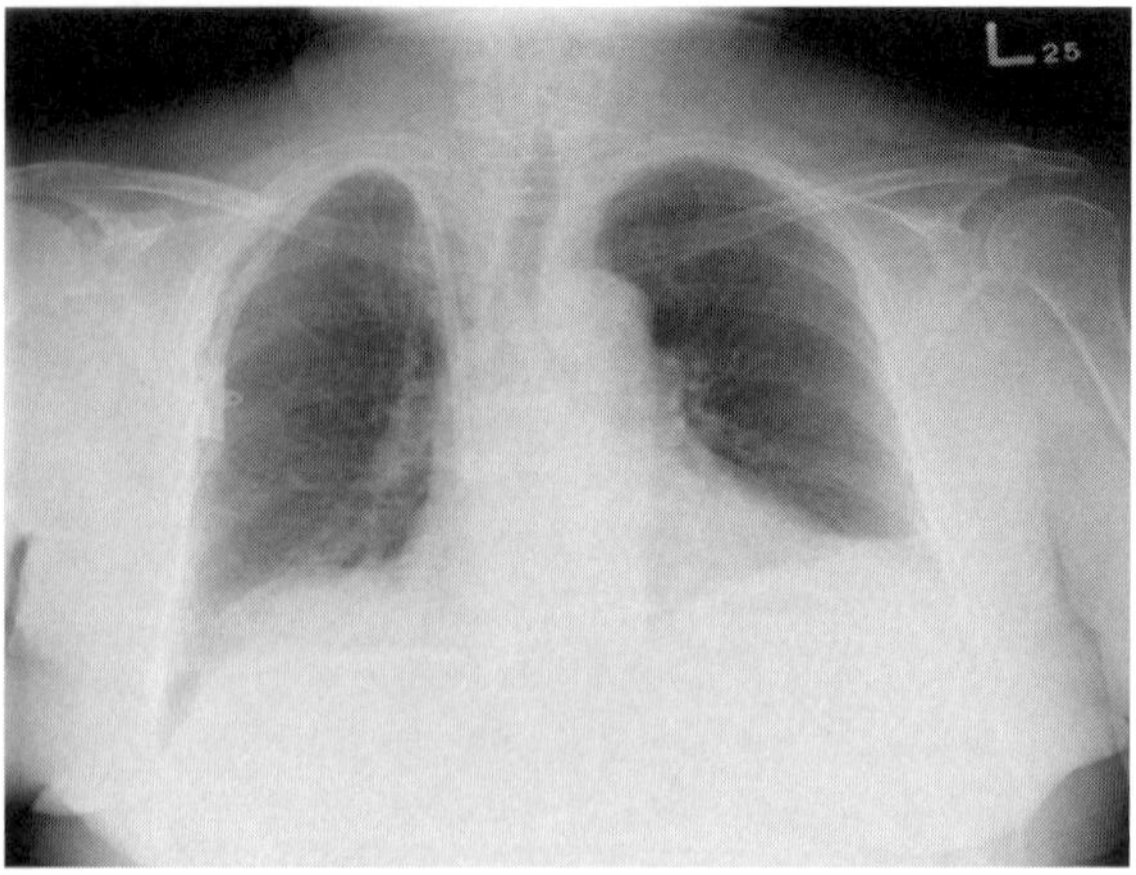

2011/7/10　高濃度アントロキノノール含有エキスを服用開始。
2011/8/3　肺のがん細胞の消失を確認

２０１１年7月10日から、高濃度アントロキノノール含有エキスを服用開始。

予想外の奇跡が起こりました。１ヶ月もたたない２０１１年８月３日に再度レントゲン検査をした際に、担当医師はとても驚いた様子で「肺のがん細胞が全てなくなっている」と言いました。

Sさんも再度レントゲン画像を確認しました。確かにがんの姿は画像のどこにも見当たりませんでした。主治医は、末期がん患者のがん細胞が数週間という短い期間で消えるのは見たことがないそうです。経過からいえば高濃度アントロキノノール含有エキスの効果と考えるほかありません。

さて劇的寛解をとげた人々は、なぜ死の淵から生還し、健康と自由を手に入れたのでしょう。おそらくそれは、自分で自分の体の治し方を考え、実践したからです。食べ物でも、サプリメントでも、自分で考え自分で選び、自分の体で試しながら進んできたからではないかと思われます。

自分の体調を最もわかっているのは自分。自分の体を治すのも自分である。

そう考えることは、がんを治して健康を手に入れるために、最も大事なことかもしれません。

ですので本書も、こうすればがんが治る、という内容ではありません。自分の体を治すのは自分だと考える人へのヒント集ととらえていただければいいでしょう。

幸いがん治療をめぐる環境は、よい方へ動いています。ぜひ、がんについて、治療について、食事について、サプリメントについて、自分で考え答を導きだしてください。

本書がその「ヒント」になれば幸いです。

contents

目次

第2章 抗がん成分アントロキノノールとは何か 127

第3章 アントロキノノール含有エキスの有効性

高濃度アントロキノノール含有エキスで改善、寛解した症例 176

第5章 アントロキノノール含有エキスに関するQ&A

第1章

「劇的な寛解」に至るために実践してほしい3つの事柄

米国のベストセラー『がんが自然に治る生き方』に学ぶ

『がんが自然に治る生き方――余命宣告から「劇的な寛解」に至った人たちが実践している9つのこと　ケリー・ターナー（著）』がアメリカで爆発的にヒットし、日本でも翻訳本がアマゾンでベストセラー1位になりました。がんという病を抱える人々にとって、あるいはがんに恐れを抱く全ての人々にとってこの本は衝撃であり、新たな希望の光になっています。

なぜならそこには、高度な現代医学の治療に見放され、あるいは自ら見限って、自分で自分の病を治し、健康を取り戻した人々が数多く紹介されているからです。

著者はケリー・ターナー氏。ハーバード大学で学士号、カリフォルニア大学で博士号を取得した腫瘍内科の研究者です。氏は、研究の過程で、現代医学の治療を受けずに、完全寛解、つまりがんが治った人々の存在を知り衝撃を受けました。

その症例は1000を超え、医学雑誌にも掲載されていました。そしてその理由をつきとめようと調査を行い、100名以上の人々に話を聞き、答えを導き出したのです。

この本が推奨する実践項目は、決して難しいものではありません。中には決断力や勇気が必要なものもありますが、むしろそれでいいのか、本当に治るのか不思議に感じられることが多く書かれています。当たり前と言えば当たり前のことが多く含まれています。

けれどもこれらのことを実践した人々が、奇跡とも言える完全寛解を得られたのですから、大筋では間違っていないはずです。

劇的寛解に至った人々が全員実践していたこと

もう少し『がんが自然に治る生き方』について紹介させてください。著者が考える方法は全部で9項目。

・抜本的に食事を変える
・治療法は自分で決める
・直感に従う
・ハーブとサプリメントの力を借りる
・抑圧された感情を解き放つ
・より前向きに生きる
・周囲の人の支えを受け入れる
・自分の魂と深くつながる
・「どうしても生きたい理由」を持つ

これらは劇的寛解に至った人々が全員実践していたことです。

断っておきますが、決して宗教や自己啓発や霊能者などの類の話ではありません。もっとシンプルでわかりやすく、誰にでも理解できる方法です。そして現代医学より大きな領域をカバーする科学的な方法でもあります。

ただし具体的な方法については、日本人にとって全く同じ方法でよいのか、と感じられるものもありました。食事にしろ治療にしろ、やはり西洋人のライフスタイルを基本に考えたものが多いからです。

そこで本書では、『がんが自然に治る生き方』を参考に、日本人の読者、日本のがん患者に向けてふさわしい方法を提案したいと思います。

日本人のための、がんが自然に治る3つの方法

『がんが自然に治る生き方』に紹介された方法を参考に、大きく3つの事柄を提案します。

1、生活習慣を変える

中心となるのは食事です。食事は、がんを治すための基本中の基本です。われわれの体は、日々口にする食べ物でできています。がんになる食べ物、がんを成長させる食べ物をできるだけ避け、がんを遠ざけ体を正常に戻す食べ物を積極的に食べることで、体は確実に変わってきます。

またがんの発症と進行にはストレスが関係しています。がんを治すためには、ストレスを解消し、周囲の人々との関わりを変えることが有効です。心の持ち方、生き方が前向きになると、がんが自然に治っていく大きな流れが生まれます。

2、治療法を自分で決める

３大療法は対症療法としては有効ですが、免疫力を損ない、回復のために多くのエネルギーを必要とします。またがんの原因を解決しないため、再発や転移のリスクが伴います。それを補う補完代替療法が一般的になってきました。

現代医学に補完代替療法を含めた統合療法、生活の全てや生き方も含むホリスティック医学が大きな流れになってきました。

どんな治療を受けるかを選び、決めるのは患者さん自身です。

3、サプリメントを正しく選ぶ

多くの人が、現代医学による治療以外に様々な方法を試みています。中でも最も利用されているのはサプリメントです。膨大な種類の中からふさわしいサプリメントを選ぶには、いくつかのポイントがあります。また現在、最も有望視されているサプリメントを紹介します。

劇的寛解とは何か

がんに限らず、ある病気の症状が治まり治ったと言える状態を表す「寛解」という言葉があります。主にがんや喘息、リウマチなど再発のリスクの高い病気で用いられる言葉で、治癒に等しい意味があります。寛解の状態が長期間続いている状態を「完全寛解」と言います。

『がんが自然に治る生き方』の著者ターナー氏は、手遅れだったがん患者が奇跡的な回復を果たすことを「劇的寛解」と名付けました。末期がん、再発がん、転移がんによって回復の見込みのない患者が、起死回生の大逆転で治ってしまうことを表しています。

ターナー氏は、そうした劇的寛解を遂げたがん患者を、医学雑誌で見つけ出しました。その数1000人以上。事実として、劇的寛解を遂げた人々は存在したのです。

そのことを、多くの医師は知っています。現役で治療に当たる多くのがん治療の医師が、その現象を経験しています。けれどもそれを自らの治療で再現することはありません。

なぜなのでしょう。彼らには、それがなぜだかわからないからです。

医師たちは、これまで積み上げられた医療技術は身に着けています。それは人知の粋を集めた科学の結晶です。が、それ以外の方法を知りません。従って立場上「がんが自然に治る」とは言わないのです。たとえ目の前で、治ってしまった患者を何人も見ていても、です。

では、誰が、「自然に治る」現象を再現できるのでしょう。

それは患者自身です。医師でも専門家でもなく、本人が自分の意志で実行できます。

1　生活習慣を変える

【食事を整える】

体はタンパク質でできている

われわれの体は、毎日の食事で摂り入れた食べ物でできています。肉や魚や穀物、野菜が、消化器で分解され細かい栄養素となって吸収され、血液によって全身の細胞に運ばれます。あるものは筋肉になり、あるものは骨になり、あるものは脂肪になります。神経も血管も体液も、全てそれぞれの細胞がこれらの栄養素を合成して作ったものです。

体の主成分はタンパク質です。

われわれの体の成分で最も多いのは水で、全体の60〜70％ほど。赤ちゃんなど幼い子供はもっと水分が多く、成長するにつれて減っていきます。この水を取り除いた固形成分30〜40％のうち、半分の15〜20％がタンパク質です。そして体の組織のほとんどがタンパク質でできていると言っても過言ではありません。頭のてっぺんから足の先まで、髪の毛も筋肉も内臓もタンパク質です。

タンパク質をさらに細かく分解するとアミノ酸になります。約20種類のアミノ酸によって体を作るタンパク質が構成されており、それらは全て食べ物から取り込まれたものです。

人間の細胞は60兆個と言われますが、これらも全てタンパク質でできています。がん細胞も、がん細胞を退治する免疫細胞も例外ではありません。やはり食べ物から取り込まれたタンパク質でできているのです。

ならば何を食べるか、どんな栄養を摂り入れるかは、かなり重要な問題であることがおわかりでしょう。

健康も病気もがんも食べ物次第？

食べるものによって健康を損なうこともあれば、体調がよくなることもあります。例えば塩分過多な食事をしていれば高血圧になりやすく、食物繊維を積極的に摂っていれば便秘にはなりにくい。脂っこいものや甘いものを食べ過ぎれば肥満になりやすく、糖質を制限しバランスのよい食生活をすれば血糖値が下がります。こうしたことは誰しも認めるところです。

がんはどうでしょう。

がんと食べ物とは密接な関係があり、医学的にも明らかになっています。がんは生活習慣病であり、なかでも食事が大きな原因であると指摘されています。

1996年のハーバード大学の発表では、がんの原因の最大のものは食事と喫煙であるとしています。これはアメリカの調査ですが、日本でもほぼ同じとみられています。

タバコの害については言うまでもありませんが、食事ががんの原因の3割というの

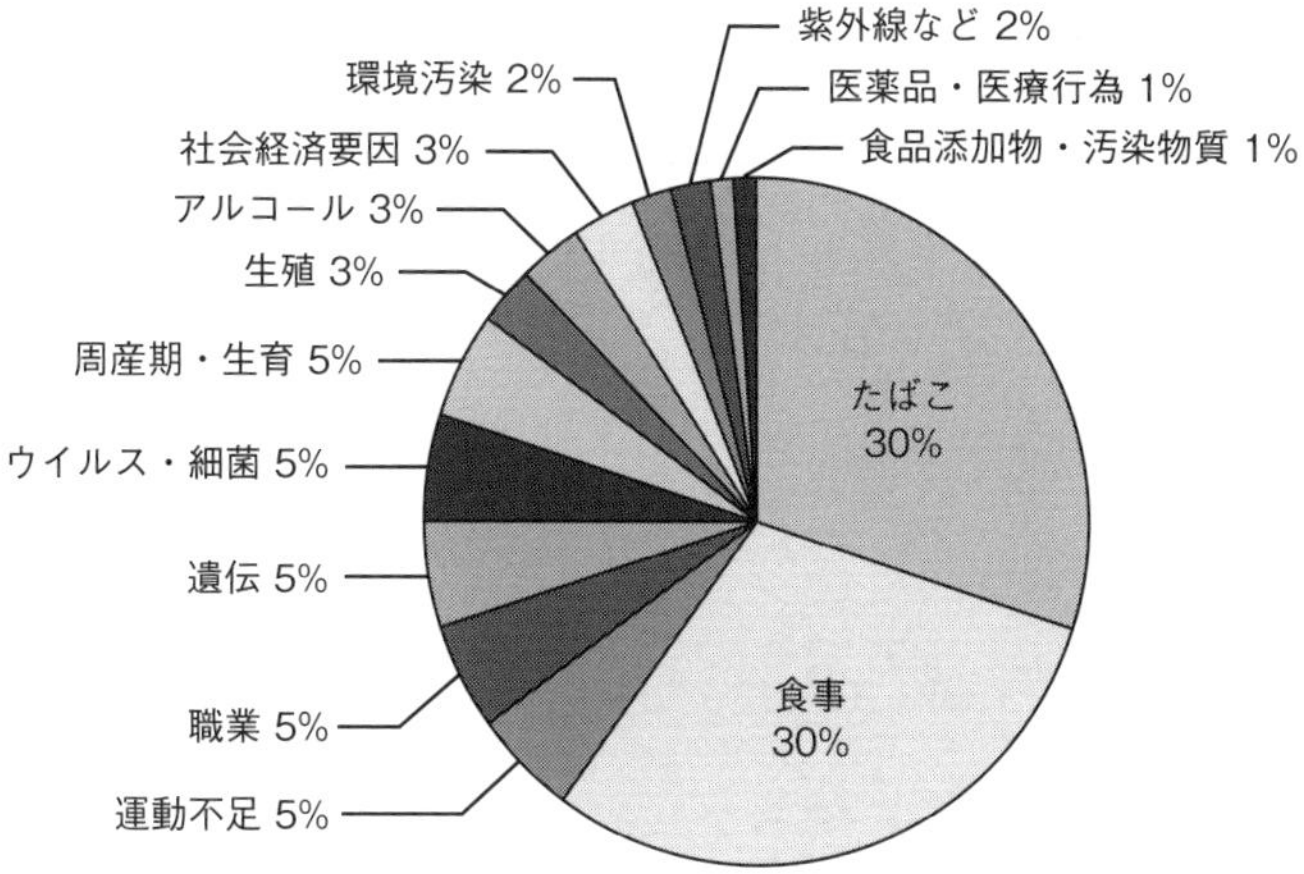

米国人のがんの原因（ハーバード大学 1996年）

は重要な問題です。裏を返せばがんになる原因の３割は、食事によって回避できることになります。

日本の特徴としては、胃がんは九州では少なく東北地方で多いことから、塩分の過剰摂取が原因と言われていること。大腸がんは肉を多く食べる人や肥満者に多いこと。食道がんは飲酒に原因があり、特にお酒を飲むと赤くなる人やお酒に弱い人がかかりやすいことが指摘されています。

また戦後の食事の欧米化が、乳がん、大腸がん、前立腺がんの増加に関係していると言われています。

何を食べ、何を食べなければいいのか

食べるべきもの

（有機栽培による）玄米、雑穀類など殻のついた穀類、新鮮な野菜、豆類や果物

避けるべきもの

精白米、上白糖（精製された砂糖）、多すぎる塩分、肉、乳製品、化学合成添加物の多い食品、過度のアルコール

がんの原因となる食生活は、がんになっても回避した方が賢明です。原因となる食事は、がん細胞を増殖させ、その進行に加担することは間違いありません。

例えば前述の「塩分の過剰摂取」「肉の食べ過ぎ」「飲酒」「肉や乳製品などの洋風

の食事」は、避けた方がいいでしょう。もちろん一切食べないと決めつけるのではなく、ストレスにならない範囲でできるだけ控えることです。

医師や専門家は、がんの予防に関して原因を避けるように提唱します。しかしがんを治すために、同様のことは言いません。食事では治らない、栄養失調にでもなったら大変だ、と言いたいのかもしれません。しかしそれは食事に関する認識不足だと言えるでしょう。

われわれの体は、日々の食事で摂る食べ物でできています。食事から得られる栄養、主にタンパク質で全身の細胞は作られ、定期的に分裂して作り変えられています。従って、どんな食べ物を摂り入れるかで、全身状態は間違いなく変わってきます。

がんに有効であるとして有名な食事療法もありますので、次にご紹介しましょう。絶対これ、というわけではなく、これらの方法の根底に流れるものをつかんでください。

食事療法のバイブル「ゲルソン療法」と「マクロビオティック」

がんを治す食事として有名な方法はいくつかあります。例えばアメリカのゲルソン療法は、食事療法のバイブルと言われています。

がんの原因とされる食品を徹底的に排除し、自然治癒力を高めるオーガニック食品から栄養素を摂り、毒素を排泄することを中心にしています。非常に厳格であることから覚悟が必要ですが、できる範囲で行っても効果が高いとされています。**特徴は無塩、生野菜、大量のオーガニック野菜のジュース、殻つきの穀物**などです。

マクロビオティックも世界的に有名です。発祥は日本で、もとは食養生と言います。基本は玄米菜食。肉や乳製品、精製した白砂糖は一切摂らないことが特徴です。タンパク質は、大豆や他の豆類で摂取します。

マクロビオティックの背景には東洋的な哲学があります。全ての事象には陰陽という対立した性質があり、自然や人間も陰陽のバランスが重要だと考えるのです。

食についても哲学があり、「身土不二《しんどふじ》」を提唱しています。これは「身（自分の体）」

と「土（環境）」とは「不二」、バラバラのものではない、分けられるものではない。何かを食べるのであれば、自分自身と深いつながりのある自然や環境の中から、その季節に採れたものを食べるとよいと考えます。そうすれば人は、住んでいる土地や風土に適応し、健康でいられると考えるからです。

また食べるものは「一物全体《いちぶつぜんたい》」。大根で言えば葉も皮も全て食べた方がよいと考えます。大根は、皮の方が食物繊維が豊富ですし、葉はカロテンなどのビタミン類が実よりたくさん含まれています。分解すればそういうことですが、生物が体全体で生きているものだからより価値があり、人間にとっても有益なのです。食べ物はもともと生き物であり、命を持っていて、それを丸ごといただくことがよりよい食である、と考えるわけです。

「部分」より「全体」をみて治す

少し話が飛びますが、「一物全体」という考え方に絡み、「全体とは、部分の総和以上の何かである」という言葉をご紹介してみましょう。古代ギリシャの哲学者アリストテレスの言葉です。

例えば植物は、根、茎、葉、花、実を寄せ集めたものなのでしょうか。そうではありません。それらが相互に連携して影響しあって、ひとつのまとまりとなって生命活動を営み、寄せ集め以上の何か＝生命になっています。

人間の体もそうです。骨と筋肉、頭と体、内臓と皮膚、手と足。これらはバラバラの機能を持っていますが、全てが連環して働いてはじめて生命活動を営むことができます。

しかし近代科学は、これらの「部分」を分解してミクロの目で覗き込むことで、人体のメカニズムを解き明かそうとしました。科学の目は、確かにそれまでわからなかった微細な事実を突き止めることに成功したと言えるでしょう。しかしもう一度ひるがえって、生命全体をとらえることをしていないのではないでしょうか。

病気に対してもそうです。体のどこがどのように病んでいるか、ミクロのレベルで解き明かすことができました。がんであれば、がんという「部分」がどこにあるのかをつきとめ、病巣を切り取ることで病気を治そうとします。

ところががんは再発します。がんになった原因や体全体の問題を解決していなければ、また同じ病気になる可能性が高いのです。

人は部分の寄せ集めではなく、全体として生きています。そのことに目をむける必要があります。

話を食事に戻します。

われわれの体は、毎日食べる食べ物でできています。食べ物は細胞ひとつひとつの原材料であり、体全体を作り、生命活動の源となります。そうした役割を担う食べ物を正しくすることは、健康を取り戻すために重要でないはずはありません。

日本食は理想の抗がん食?

がんに効果のある食事療法には共通項があります。それは玄米菜食に代表されるような古典的な日本食に近いことです。

米でなくても、殻つきの穀類や全粒粉など、玄米に通じる穀物が推奨されていること。そして新鮮な野菜や果物をたくさん食べること。基本的に肉や乳製品、脂肪などは否定、あるいは控えるよう勧められています。このことは日本に生まれ日本に暮らす私たちが、スムーズに食事療法を摂り入れられることを示唆しています。

われわれ日本人は、欧米人のように肉や乳製品をたくさんは食べません。メインとなるタンパク質も、肉よりも魚、豆腐などの豆製品を常食しています。玄米と言われても違和感を感じず、昔から野菜やきのこ、海藻もたくさん食べます。あるいは積極的に食べようとします。粗食をよしとし、贅沢な食事に罪悪感さえ感じる。おそらくがんの食事療法を、最も自然に受け入れる民族だと言えるでしょう。

こうしたことから、がんの食事療法を開始するなら、やはり玄米菜食を基本にするとよいのではないでしょうか。

そしてそれぞれが、自身に合った方法を考え、実践するとよいでしょう。意欲的に取り組むために、具体的に書き出して実践することをお勧めします。

体調はひとりひとり違います。生活環境も基盤となる食生活も異なります。胃や腸を手術した人に、1日2~3リットルもの野菜ジュースを勧めることはできません。

ただ、自分の食事療法を組み立てるため、玄米はよさそうだ、有機農法の野菜や果物をたくさん食べた方がいい、塩分はなるべく控えた方がいい、といった情報をお伝えすることはできます。これらの情報をヒントにして、ご自分でできる、続けられる食事療法を考えてみてください。

玄米は完全食

玄米はコメという穀物の可食部分全てです。玄米の皮と胚芽部分にはビタミンやミネラル、食物繊維が豊富に含まれており、これを精米で全て取り去ったのが白米。もったいない話です。

白米との栄養を比較すると、玄米にはカリウムは2・6倍、カルシウムは2倍、鉄は2・6倍、マグネシウムは5倍、リンは3倍、鉄は2・6倍、ビタミンB_1は5倍、ビタミンB_2は2倍、ナイアシンは5倍、葉酸は2倍、不溶性の食物繊維は6倍含まれています。玄米は、人間にとって必要な栄養はほぼ全て含まれた完全食と言われています。日本では昔、白米を食べるようになった貴族や上層武士階級などに脚気《かっけ》という病気が流行りました。繁栄した江戸で流行ったことから「江戸わずらい」などと呼ばれ、毎年何千人もが命を落としたと言われています。

脚気はビタミンB$_1$欠乏症です。米では胚芽部分に豊富な栄養素です。玄米を食べている庶民には無縁の病気でした。逆に言えば玄米を食べていれば、健康を維持できたということになります。

玄米には非常にユニークな物質が含まれています。胚芽部分に含まれるフィチンです。この物質は体内に入ると胃酸で分解されて、フィチン酸に変わります。フィチン酸は金属と強力に結びつく性質があり、やがて金属を吸着したまま排泄されます。体内に水銀や鉛などの有害金属があればこれをガッチリつかみとり、そのまま体外に運び出してくれます。いわゆるデトックス効果、排毒効果を持つ物質です。

さらに玄米には、RBA（Rice Bran A）とRBF（Rice Bran F）という成分が含まれており、いずれも抗がん作用があります。RBAは多糖類の一種（α-グルカン）で、私たちの体が持っている免疫力を高めてくれます。RBFは、がん細胞のエネルギーの補給路を断ち、増殖や分裂を停止させます。これによってがん細胞は、アポトーシス（自然死）に至ります。

玄米だけでなく、ひえ、あわ、麦、きびなどの雑穀も栄養豊富です。全粒粉のパン、オートミールなども玄米同様、殻や胚芽を含み、ビタミン、ミネラル、食物繊維が豊富です。

なぜ塩はダメなのか

がんと塩の関係について考えてみましょう。

現在日本では、健康のため減塩が叫ばれています。1日の塩分摂取の目標は6g以下です。多くの人が、その倍の塩分を毎日摂取しているとみられています。

塩分の摂り過ぎがなぜ悪いのかについて、わかっていることをご紹介します。

まず塩を皮膚にすりこむとどうなるでしょう。ひりひりして刺激を感じます。濃い塩分は一種の刺激物です。この刺激物が口からのどに入ってきて胃にしばらく留まると、胃粘膜は炎症を起こし荒れてきます。それが続くと、胃粘膜がこれを修復します。こうして塩分過多と炎症、修復が繰り返されることになります。

また胃がんの原因といわれるヘリコバクターピロリ菌ですが、この細菌は荒れた胃粘膜にすみつき、さらに粘膜表面を荒らします。すると炎症は慢性化し、粘膜はせっせと修復を繰り返すことになります。

舌がんや皮膚がんを考えるとわかるとおり、慢性的な刺激と炎症、及び修復の繰り返しは、全身のどの組織においてもがん化を招きます。

胃の粘膜は過剰な塩分によって炎症をおこし、ピロリ菌の繁殖でさらに荒れ、そこへさらに塩分が加わって炎症が悪化し、と悪循環を繰り返しているわけです。これによって胃がんのリスクが高くなっていたのです。

かつて塩分の過剰摂取は、高血圧や脳卒中のリスクを高めると考えられていました。そこでこうした疾患の多かった東北地方で減塩運動を行ったところ、高血圧や脳卒中はもちろん減りましたが、同時に胃がんも減るという現象がおきました。そこから塩分と胃がんの関係が浮かび上がってきたのです。

今日塩分の過剰摂取は胃がんだけでなく、それ以外のがん全般にあてはまると考えられています。

過度の塩分がミネラルバランスを崩し細胞のがん化が進む

人間の体内には、通常約100gの塩が含まれています。その半分の50gは細胞の外側の体液（血液、リンパ液、消化液など）に、残りの40gは骨に、残りの10gが細胞内です。

つまりヒトの細胞は、内側と外側では成分が異なり、細胞の内部はカリウムが多く、外側はナトリウムが多く、このバランスがとれた状況で、細胞膜を通してさまざまな成分が行き来しているのです。

しかし体液のナトリウム濃度が高い状態が続くと、次第にナトリウムが細胞内に入り込み、ミネラルのバランスが崩れてきます。カリウムも細胞外へ出やすくなります。そのことが細胞の代謝異常を引き起こし、がんが起こりやすいと考えられるようになりました。

細胞の内外のバランスをとるためにも、塩分は可能な限り控えめにしましょう。

日本食は世界中から理想の食事として高く評価されていますが、唯一の問題点は塩分です。これを減らすことができれば、日本人のがんはもっと減るかもしれませんし、治癒の可能性も高まるのではないでしょうか。

食物には、もともといくらか塩分が含まれています。体にとって必要な塩分は、それだけで十分なのです。

野菜と果物はたくさん食べた方がいい

塩分過剰は慢性炎症を招き、修復作業を繰り返すことで細胞ががん化しやすくなります。また細胞内外のミネラルバランスがくずれることも、がんの誘因とされています。

このことから「野菜や果物をたくさん食べる」ことの意味がわかってくるのではな

いでしょうか。

野菜や果物はビタミンやミネラルが豊富です。特にカリウムの宝庫です。細胞のミネラルバランスを整えるためにも、特に日本人のような過剰なナトリウム摂取解消のためにも、野菜や果物をたくさん食べることは重要です。

野菜も果物も（一部特殊なものを除けば）、ほとんど塩分を含みません。植物は土中から養分としてカリウムを取り込みますが、ナトリウムはあまり取り込まない性質があります。そのため植物はナトリウムの含有量が少なく、大量に食べても問題ありません。野菜が不足しがちな現代人は特に意識して食べるようにしましょう。

野菜や果物はビタミン、ミネラル、食物繊維が豊富な抗酸化食品です。

ビタミン類は細胞の酸化を防ぎ、がん化を食い止めます。特に抗がんビタミンと言われるカロテンは人参やほうれん草などの緑黄色野菜に多く含まれているので、意識してたくさん食べましょう。ビタミンCの豊富ないちごやキウイ、小松菜、ビタミンB類の豊富なニンニクなど、たくさんのビタミン類を摂取しましょう。

ミネラルは細胞の再生にとって重要な栄養素です。また骨や皮膚を丈夫にし、免疫力、自然治癒力を高めます。

　食物繊維は、それがそのまま栄養素になって役立つのではなく、体内の不用なもの、有害なものを吸着して、排泄する仕事をします。ゴボウや筍、れんこん、サツマイモ、海藻などに豊富です。

　こうした食品は、それが直接がん細胞をやっつけることはありません。しかし細胞のがん化を防ぎ、腸内環境や全身状態を改善し、がんからの自然治癒力を高めます。便秘や下痢、貧血など、がんに伴う体調悪化にも、ビタミン、ミネラル、食物繊維の豊富な食事は大きな助けになります。

　特定の野菜に偏らず、たくさんの種類の野菜を、できれば季節のもの、旬のものを食べることが望ましいでしょう。

野菜や果物はオーガニック（有機栽培）のものを選ぶ

野菜や果物は、自然治癒力を高めるために重要な食品です。ただし野菜や果物なら何でもいいというのでなく、できるだけ無農薬、無化学肥料のもの、つまりオーガニック（有機栽培）食品を選びましょう。

『がんが自然に治る生き方』の著者ターナー博士は、劇的寛解を遂げた方たちの食生活を研究し、オーガニック食品を選ぶべきだと述べています。「結局のところ、そうした食べ物が薬である」と。

現代において、有機栽培でない農産物は、高い確率で農薬や合成化学薬品に汚染されています。国の安全基準を満たしてはいるでしょうが、種を植えてから収穫するまでの工程で投与された農薬や化学肥料がどれだけの量になるか、それを浴びた野菜が本当に安全かどうか、誰も答えることはできないのではないでしょうか。

そうした物質の安全性は、本当は何十年もたたなければわかりません。安全だと言われていたものが後々覆される例を、われわれは何度も経験しています。

農薬や合成化学物質がわれわれの体の中でどうふるまっているのか、細胞内で何をしているのか、どこまでわかっているのでしょう。遺伝子に傷をつけている可能性はないのでしょうか。たとえ国の認可が下りていても、発がん性など危険性を指摘されている物質はたくさんあります。

そうした心配を払拭するためにも、野菜や果物は有機栽培のものをお勧めします。価格的には少し高めですが、代わりに高価な肉や外食を減らすなら、出費はむしろ減るのではないでしょうか。

がんに関わる食品添加物を極力減らす

スーパーやコンビニで買い物をして、たとえばソーセージや漬物を買って、添加物の表示を見てギョっとしたことはないでしょうか。保存料、調味料、着色料、香料など、何十もの添加物が羅列されています。一般人にとってほとんどが謎の成分で、何でできているのか、どうやって作られているのか皆目見当が付きません。

現在日本で使われている食品添加物は800以上。これに香料などを加えると1000を超えます。詳細は厚労省のサイトで見ることができます。大変な数です。安全基準がいかに守られていようと、あの量は異常です。それに多くの添加物が、発がん性や催奇形性、遺伝毒性を指摘されています。

いくつか例をあげましょう。

例えば亜硝酸ナトリウム。ハムやソーセージなど加工肉製品に多く使用されている発色剤です。こうした製品は薄いピンク色で大変「おいしそう」に見えます。しかし亜硝酸ナトリウムは、成人男性をわずか2gで死に至らしめる猛毒です。また肉に含まれる成分と反応してニトロソアミンという発がん性物質に変わります。昔から必ず毒性を指摘される悪名高き化学物質です。

次にアスパルテーム。人工甘味料の代表格で、砂糖の数百倍の甘みを感じさせる一方、カロリーはほぼゼロ。ジュースやお菓子など実に多くの食品に含まれています。成分はアスパラギン酸とフェニルアラニンというアミノ酸。その安全性についてはこれまで何度となく論じられてきました。

繰り返し危険性が指摘されるのは、アスパルテームが体内で代謝される過程で発生するメチルアルコールが、強い神経毒性を持っているためです。体内で様々な悪条件が重なったとき、メチルアルコールが脳のドーパミンの分泌を妨げパーキンソン病の発症を招くのではないか、という説があります。

化学的に合成された物質は本来食品ではありません。それが生体に入った場合、体内の複雑な代謝過程でどんな影響を及ぼすかは、実際のところ誰にもわからないのです。われわれは便利で安価な食と引き換えに、壮大な人体実験に参加しているのかもしれません。

千を超える化学合成添加物の含まれた食品を、食べることは異常である。このシンプルな直感を否定できる科学者はどこにもいないはずです。

加工食品を買う時には、必ず何が使われているのか表示を見ましょう。そして化学合成添加物の含まれたものは極力さけることです。

がんを成長、増殖させる糖を摂らない

がん細胞は、健康な細胞よりたくさんのエネルギーを欲します。盛んに細胞分裂を繰り返して増殖していくため、大量の栄養を必要とするからです。そのがん細胞がエネルギー源として最も好むのが糖です。

PETという医療機器をご存じでしょうか。陽電子放射線断層撮影（positron emission tomography）の略で、5ミリに満たないがんを発見する最新の画像診断装置です。この装置がとらえるのはがん、ではなくブドウ糖の動きです。ブドウ糖の構造の末端に放射性物質をつけた薬物を血管内に注射します。がん細胞が正常細胞よりブドウ糖を吸収するのを利用して、がんの有無やがんがどこにあるかを見つけるのです。

PETの画像には、がん細胞に吸い寄せられるように集まるブドウ糖（診断用の特殊なもの）が写ります。かつ悪性度が高いがんほど強力にブドウ糖を集めるので、がんの状態もわかります。

がん細胞が糖をエサにして成長することは、80年も前に、ドイツの生理学者オッ

ト・ヴァールブルク(がん細胞の代謝や呼吸について研究し、黄色酵素の性質と製造法の発見によりノーベル医学・生理学賞受賞)によって発見されていました。しかし糖質を制限することでがんの増殖を防ぐことができると言われ始めたのは、最近のことです。

糖、特に精製された白砂糖は、サトウキビなどの植物からミネラルやビタミンや食物繊維をはぎとったものであり、栄養として不自然で不完全です。人の健康にとって好ましくないし、何よりがん細胞を太らせ病状を悪化させます。ゲルソン療法もマクロビオティックも、砂糖の摂取は制限しています。

ここで糖とは食べて甘いものだけを言うのではありません。体内で糖になるものも含みます。例えば、小麦などは、その代表例です。小麦は麺類、パンをはじめとして、料理には多く使われています。

糖ががんを増殖させることについては、現代医学の医師や研究者も暗に認めています。しかしどうも歯切れが悪い。糖は重要な栄養源でもあり、今ここで糖を真っ向から否定していいのだろうか、という戸惑いがあるように思えてなりません。

それはさておき、がん患者が、がんのエサとなる糖を摂ることは自殺行為に等しいでしょう。がん細胞を体から追い出したい人は、糖、お菓子や甘い飲み物、砂糖をたっぷり使った料理はやめましょう。代わりに新鮮な果物をたくさん食べればいいのです。

断食はがん細胞を飢餓状態に追い込む

もうひとつユニークな食事療法をご紹介しましょう。低カロリー療法、または断食療法です。

『がんが自然に治る生き方』にも、がんの治療法として断食が紹介されています。それによると断食には、体内を浄化して発がん物質を排出し、がん細胞を飢餓状態に追い込む効果があるとされています。

前述のようにがん細胞は激しく分裂して増殖するため、貪欲にブドウ糖を吸収しています。体内に栄養が入ってこなければ、がん細胞は増殖するエネルギーを得ることができません。断食はがん細胞に対する一種の兵糧攻めであり、増殖を止める有効な手段です。

ターナー氏自身も定期的に断食を行い、体内の浄化に努めており、断食は体内の有毒物質を排泄し、リセットする効果があると述べています。ただし水分は充分補給し、「短期間の」、できれば「医療の専門家の監督の下で」行うことが安全だとのことです。

断食すると体にはどんな現象が起きるのでしょう。断食の医学的研究はロシアやドイツで行われています。それによると、丸一日食事をとらないだけで、体では基本的なストックであるブドウ糖が枯渇します。すると体はタンパク質を分解してブドウ糖を作り、エネルギーとして利用します。次に起きるのは肝臓で脂肪が分解され、ケトン体という物質を作ることです。ケトン体はブドウ糖に代わるエネルギーとして利用されますが、脳にもスムーズに届けられ代替エネルギーになります。

ヒトの体は、ブドウ糖が入ってこなければタンパク質、ついで脂肪とシフトチェンジしながら代替エネルギーを作り出すのです。

全身がポジティブになり、消化器内が浄化される

断食によって、体は様々な化学反応を行います。代替エネルギーの産生についで興味深いのはホルモン分泌です。

断食することで、脳からは指令が出てアドレナリンやノルアドレナリン、ドーパミンの分泌が盛んになります。アドレナリンは体内で興奮系のシグナルを送るので、臓器は生命活動の維持のために活発に働き始めます。ノルアドレナリンは俗に「やる気スイッチ」などと呼ばれ、意欲を高め意識を活性化します。ドーパミンも同様の働きをします。つまり断食によって、全身が危機を乗り越えようとポジティブに働き出すわけです。こうした現象は、がんを自然に治すために必ずプラスに作用します。

また「断食すると宿便が大量に出る」といいますが、これは臓器が活発に働くことで起こると考えられます。

宿便というと腸にこびりついた古い便のようですが、実際には内視鏡で調べても人の腸内にはそうした便は見当たりません。しかし空腹状態が続くと、胃腸が激しく収

縮して食べかすや老廃物、有害物質、細胞の死骸、あるいは腸内細菌の死骸を大腸から肛門へ押し出します。不用なものを片付けようとするのです。つまり溜まっていた古い便ではなく、新しい廃棄物をかき集めて出そうとするのです。

動物は病気になるとものを食べなくなります。自然界の生き物はみな、病気になれば食欲がなくなり、じっとして回復を待ちます。病気なのに栄養を摂ろうとするのは人間だけです。「食を断つ」ことには自然の摂理があり、それは体内の浄化作用や生き抜くための化学反応なのではないかと思われます。

【生き方を変える】
ストレスは発がんと進行に密接に関わっている

現代はストレス社会だといいます。厚生労働省が5年に1回行っている「労働者健康状況調査」によると、仕事や職業生活でストレスを感じている労働者の割合は、60・9％（2012年）。働く人の約6割はストレスを感じながら仕事をしているようです。特に30歳代、40歳代のいわゆる働き盛り世代は65％前後がストレスを感じています。

ストレスというと、何となく精神的なものととらえる人が多そうですが、科学的には3つに分類されています。

それは暑さ、寒さ、騒音、混雑、圧迫、痛みなどの物理的なストレス。薬物、放射線、環境ホルモンなどの化学物質、酸欠、感染などの化学的ストレス。人間関係、過剰な期待や無関心などの精神的ストレスです。相互に関わり合っているため明確に分類できませんが、それぞれ異なった負荷がかかり、異なった結果をもたらすと考えられています。

これらのストレスが人間に与えるのは、心身の健康問題です。うつなどのメンタルヘルスだけでなく、心臓や血圧等の循環器系、胃腸等の消化器系、喘息やアトピー性皮膚炎等のアレルギー疾患など多岐にわたります。そしてがんも、その発症から進行、再発までストレスの影響を受けています。

がんは細胞内の遺伝子に傷がつき、異常な細胞が増殖することで始まります。異常な細胞は分裂を繰り返し、がん細胞となって増殖していきます。最初に遺伝子に傷をつけるのが、紫外線や化学物質などが作り出す活性酸素、つまり化学的ストレスです。こうして誕生するがん細胞は、一説によれば1日数千個。これを毎日見つけ出して、片っ端から処理してくれるのが免疫細胞です。

ところがこの免疫細胞、精神的ストレスにきわめて弱いのです。ある大学で学生を対象に、定期テストの前後で免疫細胞の数をはかったところ、テスト前に免疫細胞の数が半減し、テスト後に元に戻ったそうです。

悲嘆、イライラ、あきらめ、絶望などネガティブな感情が続くと、たちまち免疫細胞の数が減り免疫力は下がってしまいます。がん細胞を発見して排除する力が低下し、がん発症への道筋をつけてしまうかもしれません。再発も同様です。

ストレスは、がんの発症、進行、再発などと密接に関わり合っています。

ストレスをコントロールする

このようにストレスは、がんと密接な関わりがあります。逆に言えば、ストレスをうまくコントロールできれば、がんになる可能性を下げ、もしがんになっても自然治癒の可能性が高くなります。前述の化学的ストレスや精神的ストレスをうまくコントロールできれば、がんを未然に防いだり、もしがん細胞が増殖してもこれを排除する免疫システムを強化できるからです。

ターナー氏は著書『がんが自然に治る生き方』で、ストレスについて次のように語っています。「ストレスのような感情は、免疫システムのみならず、身体の全細胞に負の作用をもたらします」。けれども「ストレスはコントロールできる」と。

ターナー氏の言うストレスとは精神的ストレスです。この本には、劇的寛解を果たした人々がたくさん登場しますが、彼らが口をそろえて言うのは、なぜがんになったのかについて。その多くは心にため込んだ問題が原因だったのではないかということ。そしてそれを自分で克服することで劇的寛解にたどりついたと言うのです。

ある子宮頸がんの女性は、離婚によるわだかまった感情に支配されてもがいていました。ある悪性リンパ腫の男性は、がんの余命宣告という死の恐怖に苛まれていました。またある肺がんの男性は、同性愛者であることと信仰の板挟みに苦しんでいました。彼らはみながんの末期でしたが、それぞれの抑圧された感情と向き合い、これを解放することで徐々に回復していきました。

実際に彼らが体験したことと心の軌跡は様々です。ある人は瞑想に時間を費やし、ある人は認知行動療法のセラピストの指導を受けました。レイキやヨガなどの民間療法を試みた人もいます。そうして怒り、悲しみ、恐れ、恨みといった負の感情を、それぞれの方法で解き放っています。それが肥大化したがんの退縮と消失と一致した（招いた?)のです。

負の感情=ストレスをコントロールするのは容易ではありません。しかしそれに成功した時、体内の免疫システムは失った力を取り戻し、がんがそれ以上肥大するのを止めることができます。

心と体は不可分のものであることを理解することは、どのような病気においても重要なことです。

人の助けを借りる

もしがんになって、余命宣告を受けるような病状だとしたら、誰もが悲観し、何をする意欲もなくなってしまうかもしれません。家族の支えも、友人の慰めの言葉もいらないという人もいます。

しかし現実問題として、病気の時は誰かの助けが必要です。健康な時のように活発に働いたり、買い物に行ったり、家事をしたりすることが難しいこともあるでしょう。

そんなときはぜひ、誰かに助けを求めましょう。

家族は誰もが支えになってくれます。好みの食事を用意し、ゆっくり眠れるよう配慮してくれるでしょう。家族はどんな時も患者の味方です。親せき、恋人、友人、職場の同僚、隣人など多くの人が、患者の病気を知ってお見舞いに来たり、手紙やメールをくれるでしょう。

よく言われるように、楽しいこと、うれしいことで笑うと、免疫力がぐっと高まります。またひとりより誰かと共に楽しみ笑うことで、効果はさらに高まります。

もし入院していて具体的な手伝いが必要なら、頼んでみましょう。例えば欲しい本やＣＤがあるから買ってきてほしい。有名な○○屋のシュークリームが食べたい。昔の仲間に会いたいから連絡をしてほしい。無理難題でなければ、多くの人は喜んで行動してくれます。誰かの助けになりたいという心理は、本来人間の素朴な欲求でもあります。

また『がんが自然に治る生き方』では、こうした周囲の助けが、医学的にも患者の治癒力を高めることを示しています。

温かい手助けを受けると、人間の体では治癒力を高めるホルモンであるドーパミン、オキシトシン、セロトニン、エンドルフィンの分泌が増えます。ドーパミンは明るく快活な気分を醸成し、セロトニンは穏やかで優しい心地よさを生みます。エンドルフィンは高い鎮痛効果があります。そして昨今話題のオキシトシンは、愛情ホルモンと呼ばれ、信頼感や幸福感を生み出すホルモンです。

これらのホルモンがもたらすのは精神的な癒しだけではありません。こうしたホルモンは連携して炎症をおさえ、免疫細胞の数を増やし働きを高めます。血液や酸素の流れをよくして全身状態を改善します。このことは同時にがん細胞を発見し排除する働きにつながります。

こうした心身全てに働く総合的な治癒力が、高度な医療ではなく、周囲の人々の助けで得られるとしたら、なんとリーズナブルでうれしいことでしょう。

日本人の苦手な関係

誰かに助けを求めるという行為は、実は日本人が最も苦手とすることかもしれません。われわれ日本人は、我慢を美徳とし、謙遜と遠慮が人に接する基本的な態度です。そして小さな頃から「人に迷惑をかけてはいけない」と教えられます。こうした国民性の日本人が「困ったときは助けを求めましょう」と言われても、「はい、そうですね」とはいかないかもしれません。

では逆に、困った人を助けるのがいやなのかというと、そうではありません。「何でも言ってね」「できることはない？」と、親切なのが日本人です。

話がとびますが、２０１１年に発生した東日本大震災の後、国内で集まった寄付金は推計1兆円。それ以前の日本全体の寄付金の約5倍です。金銭だけでなく物資、現地ボランティアなど、何らかの寄付行為を行った人々は、15歳以上の日本人の約8割に上ると言われています。

これほど優しい人々の多い国なのです。それなら病気でつらい時に、「助けたい」という同じ気持ちを持つ周囲の人々に、少しは頼ってもいいのではないでしょうか。ほとんどの人は喜んで手を差し伸べてくれるでしょう。そうして助けてもらったら、相手がつらい時に、今度は自分が助けにいけばいいのです。

がんを克服するために、周囲の人に助けを求める。差し伸べられた優しさは、どんな薬にもまさります。実際に体には治癒につながるホルモンであふれ、免疫力が向上し、がんの縮小につながります。

病気の時にはぜひ、周囲の人々に助けを求めましょう。がんを治して、いつか自分が人を助ける側にまわるために。

2 治療法は自分で決める

3大療法の限界と問題点

今日、がんの治療といえば、「外科手術」「化学療法（抗がん剤）」「放射線療法」の3大療法が中心であり、3大療法の組み合わせ、あるいは抗がん剤の組み合わせなどが標準治療とされています。がんの部位、進行状態によって、どの方法をどう行うかが決定されます。それぞれの方法にはメリット、デメリットがあり、がんが進行するにつれてデメリットも大きくなります。

これらの治療法は、はじめに患者の体にがんが発見されたところから始まるので、全て対症療法ということができます。がんはいくつかの原因があり、それが複合して何年もかかって病巣を形成する慢性病ですが、治療法は対症療法に終始していると言っていいでしょう。

医療技術は革新的に進歩しており、検診の普及などもあって、早期発見であれば治りやすくなってきた、と言えるかもしれません。しかしがんは転移や再発という難しい側面を持っているため、対症療法では食い止めきれない、治しきれないのも事実です。

また3大療法には、治療と同時に患者の心身にダメージを与え、生体が本来持っている治癒力を下げてしまうという決定的な欠点を持っています。いかに医療技術が進歩してもがんを撲滅できないのは、こうした根本的な問題を解決できていないからです。

補完代替療法、あるいは統合療法、さらに進んでホリスティック医療という考え方が広まっているのは、3大療法の限界を、多くの人々が、また医療従事者が感じているからにほかなりません。

そこでまず3大療法の現状と問題点を考え、新しいがん治療とはどういったものなのか、その方向性を考えてみましょう。

外科手術は内視鏡の時代？ 事故続発の恐怖

外科手術は、がんの病巣をメスで取り除く方法です。がんが早期で病巣が一箇所で、サイズが小さければ、それをそっくり取ってしまいます。うまく切除できて侵襲がなく、その後は再発がないというのが期待される治療結果です。固形がんで、胃腸などの内壁の浅いところにできたがんの場合、この方法が有効です。

最近は内視鏡手術が普及し、開腹手術より患者の負担が少ないとして盛んに行われるようになりました。

ところがここ数年、群馬大学付属病院や千葉県がんセンターなどで、連続して手術による死亡事故が発生し、日本中を震撼させました。いずれも地域の中核となるがん治療の拠点病院です。

群馬大学医学部附属病院では、肝臓の腹腔鏡手術を受けた患者が過去5年間で8人死亡、開腹手術を受けた患者10人の死亡も含めると合計18人に上り、執刀は同じ医師でした。腹腔鏡を使う保険適用外で高難度の肝臓手術は、死亡率（手術後90日以内）が全国平均で２・２７％。群馬大病院で問題となっている第二外科の死亡率は保険適用外に絞ると１３・７９％で、全国平均の６倍です。

千葉県がんセンターの事故も腹腔鏡手術によるもので、２００８年から２０１４年の間で11名の死亡事故が起きています。こちらは以前から手術の体制に問題があるとして内部告発がされていたにも関わらず、改善されなかった結果です。そればかりか、告発した医師を仕事から外して退職に追い込むなど、信じがたい状況が明らかになりました。

いずれも医師の技術力不足や組織の構造的な問題などが指摘されています。

高度すぎる医療技術の落とし穴。医療事故は8年間で2倍！

医療事故は、平成17年度に１２６５件であったのが平成24年度では２８８２件と、8年間で2倍以上も増加しています。

その背景には高度化し、複雑化、専門化していく医療の難しさがあります。特にが

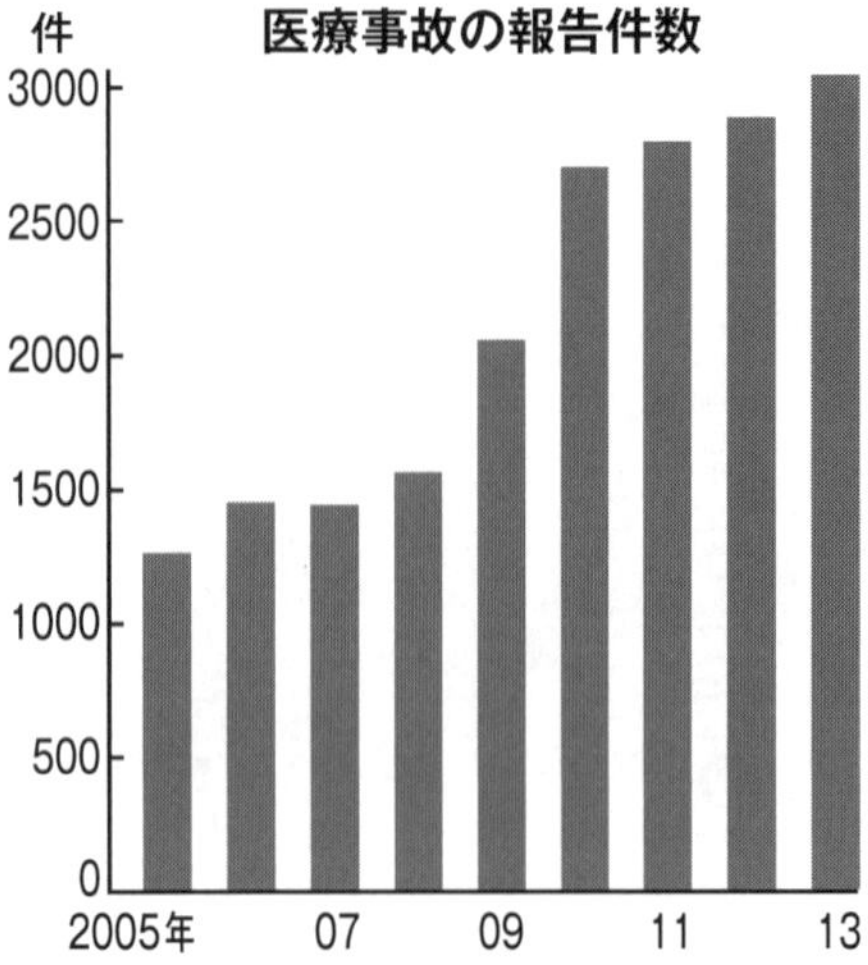

（注）日本医療機能評価機構の集計

ん治療においては、常に医師が新しい技術、新しい治療法に習熟しなければならず、「できない」ではすみません。それが『白い巨塔』のようなヒエラルキー社会で起こっているとしたら、事故は起こるべくして起こるでしょう。

腹腔鏡手術は、小さなカメラによる画像だけを頼りに、臓器全体が見えない患部を切除するという非常に難しい手術です。もちろん医師にも病院にも問題はありますが、技術を極めることを追求するあまり、医療全体が危険な橋を渡っているのではないでしょうか。その結果、大切な命を危険にさらすのは患者なのです。

ミクロの世界に分け入ってがんという病気を研究すればするほど、その答えは複雑になり、ひとりの人間が全体像をつかみづらくなっていきます。高度な医療を提供するためには、分野を専門化、細分化していくほかはなく、消化器科専門の医師には呼吸器のことはわからない、皮膚科の医師には循環器のことはわからない、という状況が生まれます。医師がいかに優秀であろうと、医学知識と技術の全てを身につけたスーパーマンのようなドクターはいないのです。

そもそも高度な技術には大きなリスクが伴うものだという認識が、医療界だけでなく社会全体に欠けているのではないでしょうか。こうした技術は、もはや人が容易にコントロールできないところまで進んでしまったように感じられます。

それでも克服できないがんに対して、治療の考え方を根本から考え直す時期にきているのではないでしょうか。

飛躍的に進歩した放射線療法

放射線療法は、かつては3大療法の中では比較的地味な、補助的な方法という印象でした。骨転移などで手術ができない場合や、手術や化学療法が不可能で打つ手のない患者さんに、気休め的に行う治療と思われていました。しかしここ20年で急速に進歩し、最も成果をあげているのが放射線療法です。

現在最も先端的な放射線治療をご紹介しましょう。

まずは重粒子線治療。内径20センチのシンクロトロンという巨大な装置から、光の70%の速度に加速させた炭素イオンを患部の病巣に照射します。前立腺がん、肺がん、頭頸部がん、骨軟部腫瘍などが対象になります。

サイバーナイフは定位放射線治療と呼ばれ、小さな病変を正確にとらえます。患者が動いても患部を追尾して照射。まるで最新鋭の戦闘機のようです。頭蓋内、頭頸部などのがんが適用となります。ほかにも複雑な形をした病巣に多方向から照射できるトモセラピーといった機器があります。

こうした最新の治療機器の登場によって、放射線治療は、手術同様にがんを死滅させることが可能になりました。

直接がんを死滅させるだけでなく、手術前にがんを小さくしたり、再発予防のために照射することもあります。がんによる痛みや神経症状、不快症状をとるなど、緩和ケアの治療を行うこともできます。根治治療から補助療法、苦痛をとる緩和ケアなど多彩な役割を担っています。

放射線治療は、手術と比べれば体へのダメージが大きくありません。がん周囲の組織をあまり傷つけないので、大切な体の機能を失うこともありません。

また放射線自体は熱もないので、治療自体が大変楽です。放射線というと「焼く」というイメージがありますが、実際はがん細胞の中の遺伝子を破壊するのであって、熱を発生させません。痛くもかゆくもありません。もちろん熱くもありません。患者さんはただ治療器の中でじっとしていればよく、最長でも30分程度で治療は終わります。治療は数回に分けて通院で行うことが多いようです。病状次第ですが、治療時に体調が落ち着いていれば、仕事を続け、自宅で生活することも可能です。

放射線治療のデメリット

放射線治療にもデメリットはあります。

治療後、放射線を照射した部分が炎症を起こし皮膚炎になることがあります。赤くなったり、かゆみ、乾燥が起きることがあります。頭部照射の場合の脱毛、胸部照射の場合の肺炎など、どこを治療するかによって副作用の現れ方は異なります。また治療後、全身に疲労感、倦怠感が起こることがあります。こうした副作用は、人によって強く出る場合もあれば全く出ない場合もあります。

深刻なのは骨髄抑制です。骨髄に放射線が照射された場合ですが、造血組織が破壊され、白血球、赤血球、血小板が大幅に減少してしまいます。白血球が減少すると免疫力の低下を招きます。そうすると感染症にかかりやすくなり、自身の免疫でがんを排除する力も衰えてしまいます。

また、放射線治療で再発した場合、さらに放射線を照射することはできません。

抗がん剤は細胞を殺す毒

化学療法は、抗がん剤の投与でがん細胞を殺してしまう全身療法です。抗がん剤は、簡単に言えば毒物です。細胞毒性の強い薬剤でがん細胞の増殖過程を阻害したり、DNAを断ち切って破壊し、殺してしまいます。

代表的な抗がん剤にアルキル化剤と言われるグループがあります。これはアルキル基と呼ばれる原子の固まりで、がん細胞のDNAに付着すると、らせん状にねじれた二本のDNAはゆがみ、コピーができなくなってねじ切れてがん細胞は死んでしまいます。

肺小細胞がんや悪性リンパ腫に使われるシクロホスファミド(商品名エンドキサン)が代表的なアルキル化剤です。

アルキル化剤は、第一次大戦中にドイツ軍が使ったマスタードガスから生まれた薬です。殺人兵器を薬に転化してしまうという医学の底知れない探求心には驚かされます。

ほかに複数のがんに有効で、抗がん剤の中心的な薬であるプラチナ製剤(シスプラチン等)、強い毒性を持つ植物から作られる植物性アルカロイドのグループには、イリノテカン(商品名カンプト)、ドセタキセル(商品名タキソール)などがあります。これ以外にがん細胞の代謝を阻害する代謝阻害剤、がん細胞の細胞膜を破壊する抗がん性抗生物質、インターフェロン、インターロイキンなど人間の免疫システムを活性化する生物学的応答調節剤などたくさんの種類があります。

いずれもがん細胞を殺す薬であり、効果の高いもの=細胞毒性が強い、という図式から出るものはありません。

がん細胞の独特の性質をとらえて狙い撃ちにすることで、正常な細胞へのダメージをなくそうとする分子標的薬もありますが、実際には思惑通りにはいかず、重い副作用が発生しています。多くの死者を出した肺がん治療薬のイレッサも、この部類の抗がん剤でした。

どんな抗がん剤も正常細胞を傷つける

次々に新薬が登場する抗がん剤。現在も世界中の製薬メーカーが、新しい薬の開発にしのぎを削っています。

ですが、抗がん剤だけで治るのは白血病や悪性リンパ腫など一部のがんのみ。固形がんの場合、抗がん剤は補助的な治療になります。例えば手術の前に病巣を小さくするため、あるいは術後の再発予防や診断ではみつからない微細ながん細胞を殺すために使われています。

抗がん剤は、「細胞分裂の早い細胞」に効きます。分裂を繰り返して増殖し続けるがん細胞に接触し、遺伝子のしくみを壊すか細胞そのものを破壊してがん細胞を死滅させる薬です。こうした薬は、同時に毛根や粘膜、免疫系の細胞など「分裂の早い正常な細胞」にも作用してしまいます。特に「骨髄抑制」、つまり血液の細胞を作り出す骨髄を傷害してしまうことが大問題です。

どんな薬も、結局のところがん細胞だけを見分けることはできません。分子標的薬と銘打って作られた薬も、結局は正常な細胞を巻き添えにしてしまいます。副作用のほとんどが、抗がん剤ががん細胞だけを狙えないという致命的な欠陥から発生しています。極端な話、患者が死ぬか、がん細胞が死ぬかというギリギリの線を狙った治療になり、患者の体力が持たなければ治療は中止です。

最近は、副作用を抑える様々な方法が登場し、少しでも患者の負担を減らし、苦痛を取り除いて治療を進めるようになりました。吐き気を抑える制吐剤、免疫細胞を増やす薬、感染症には抗生物質、下痢や便秘には整腸剤などです。しかし薬の副作用を薬で抑えるというやり方には、さらなる副作用を生む危険があります。

抗がん剤の開発。それはどこまでいっても、極限までがん細胞だけしか見ようとしない近視眼的な方法のように感じられます。

がん細胞がなぜできたのか、人の健康はどのように維持されているのか、といった病気の原因や生体の恒常性という視点がなければ、どのようながん治療にも正解は導き出せないのではないでしょうか。

３大療法に補完代替医療を組み合わせた治療へ

今日がん治療は、外科手術、抗がん剤、放射線のどれかひとつを行う場合もありますが、それらの組み合わせによって相乗効果を狙う「集学的治療」になっています。

例えば治癒が難しいとされる食道がんですが、手術前に抗がん剤や放射線による治療を行ってがんを縮小させます。その後外科手術でがんを取り除き、術後に再発、転移防止のために再度抗がん剤、放射線治療を行います。こうした方法によって、手術だけでは難しい食道がんが治療でき、しかも患者の負担も軽減されます。

乳がんにもこの方法が有効で、手術後に放射線治療を行うことで全摘手術を回避し、乳房の温存が可能になります。特に抗がん剤と放射線の組み合わせを化学放射線療法といい、肺がんや食道がん、子宮頸がんなどの治療が行われています。

集学的治療は、医療従事者が専門の垣根を越えてチーム医療を行うことを意味しています。ひとつの治療方針に従って、全員が一致協力しなくては治療は成り立ちません。今日、がん治療においてはこうした体制がとれていることが必要不可欠になりつつあります。

　さらに新しい流れが補完代替療法です。今、漢方などの東洋医学が少しずつ医療現場に浸透しつつあります。漢方薬は既に保険適用になっており、これを否定する医師はあまりいません。個人的な好き嫌いはあるようですが、医師などの現代医学の専門家たちも、もはやがん治療にそうしたものが必要であることを認めざるを得ないのでしょう。

　たとえば漢方やサプリメントに精通した医師が患者にふさわしいものを処方し、理学療法士や鍼灸師がマッサージやリハビリ訓練を行う。栄養士や食事療法の専門家が何をどう食べればいいかを教える。心理療法士が患者の悩みを聞き、どうすれば前向きに治療に取り組めるかを共に考える。劇的寛解に至った人の多くが、そんな治療のやり方を選択しています。

アメリカで補完代替医療の検証が進む

日本では医学といえば西洋医学、現代医学を指します。ところがその西洋医学の本家であるアメリカでは補完代替医療に関する研究が盛んです。がんに関しては全米トップクラスの病院が、統合医療という看板を掲げて治療の一環にとりいれています。有名なところではスローン・ケタリング記念がんセンターやアンダーソンがんセンターなどがそれです。

アメリカの医科大学の多くは、補完代替医療の授業、講座を設けており、医師として、当然身に着けておくべき知識となっています。

また普通の医師（メディカルドクター＝MD）とは異なる、自然療法医（ナチュロパシックドクター＝ND）という専門家がおり、栄養学、ヨガや鍼灸、サプリメントやハーブの広い知識を身に着け、人々の健康問題の相談にのっています。こうした人々は全米の専門大学で4年間の教育を受けて研修を積み、州の資格をとった人々であり、医師同様の信頼を集めています。

こうした人々は個人医として開業していることもありますが、大きな総合病院に勤務し、専門的な医療スタッフとして患者の治療にあたっています。いわば補完代替医療のスペシャリストであり、サプリメントの開発にも欠かせない存在です。

合理主義の国アメリカにおいては、曖昧なものを曖昧なままにしておかない、というのが科学の姿勢なのでしょう。がんの研究機関は「がんに効果がありそうなもの」を偏見なくとりあげて、試験を繰り返して結果を公表しています。その結果、これまでがんに効果があるとされたビタミンAが「要注意物質」になったり、がんの血管新生を防ぐとされたサメ軟骨が「効果なし」とされるなど、評価が変わるものが出てきました。

しかしこれらも、また「効果あり」に変わる可能性もあります。ひとつの結果が出たからそれで終わりではなく、繰り返し実験、検証、エビデンス（証拠）というプロセスを繰り返すのがアメリカの検証方法だからです。

大学病院で統合医療が可能になった

さて日本でも、多くのがん患者が病院治療以外の方法を試しています。しかしながら、自分が試しているサプリメントなどについて、主治医や看護師などの専門家に相談している人はどれくらいいるのでしょう。ほとんどが黙って、あるいは隠れて使用しているのが現状です。

確かに言いにくいかもしれませんが、状況は変わりつつあります。後述（Ｐ１０５）するように、がん患者の４割が何らかのサプリメントを使用していることは周知の事実になりました。治療を行っている医師が、好意的であれ否定的であれ、それについて無視を決め込むのは臨床医としていかがなものでしょうか。サプリメントについて知らん顔をするのは、科学者としての怠慢だ、と言い切っている研究者もいます。

こうした流れは、確実に医療現場を変えつつあります。

例えば漢方専門の外来を設けるがん研究会有明病院以外にも、いくつかの大学病院で補完代替医療外来を開設しています。大阪大学医学部付属病院や徳島大学病院、金沢大学病院などがそうで、大阪大学と金沢大学の医学部には補完代替医療の講座もあります。

おそらく今後はもっと医療機関が、こうした相談にのる窓口を開くと考えられています。またそうした体制が整わなければ、患者さんと医療機関が本当の意味で協力してがんの治療を進めるとは言えないでしょう。

できればがん治療を行う病院の全てで、補完代替療法の相談にのり、サプリメントを評価してくれる窓口ができることが理想です。

受け身にならず自分で治療法を選ぶ

それでは、具体的にどのようにがん治療を受けるかです。「がんの治療法を自分で選ぶなんて」としり込みする人がいるかもしれません。

われわれ日本人は権威に弱く、医者の意見に絶対服従で、すぐ「お任せします」と決定権を放棄します。横並びが好きで、自分の意思より「普通はどうすべきなのか」「他の人々はどのようにしたのか」を何より気にするのです。

　これでは、治るものも治らないと言っても過言ではないでしょう。

　医療機関では、患者にがんの状態を説明し、治療には3大療法を提示します。手術で取れるなら「手術療法」、抗がん剤が効くなら「化学療法」、放射線が効果があるなら「放射線療法」。いずれかの方法が中心になり、他の方法を補助療法にすることが多いようです。

　もしがんが早期で、いずれかの方法で寛解が期待できるなら、そして患者本人が迷わずそれでいいと思うなら話は簡単です。医師の提案する方法を選択すればいい。

　しかし医師の説明に納得できず、治療法にも納得できなければ、まずはセカンドオピニオンを選択しましょう。

　今日セカンドオピニオンは医療現場の常識です。セカンドオピニオン外来を設けている病院もたくさんあります。

医師と患者は対等。二人三脚が理想、しかし

セカンドオピニオンを受けて、もし最初の診断と違っていたら。

日本のセカンドオピニオンのあるべき姿としては、その結果を最初の担当医に持って行って、「こういう結果が出たけれど、どう思うか」と相談すべき、とされています。これは医師と患者の信頼関係ができていればこそできることです。

自分の診断はこうだが、他の医者はこう診断した。なぜ違うのか。どこが違うのか。どちらかが間違っているのか。そう真剣にまじめに考えてくれるのであれば、医師として以前に、人間として信頼できます。

しかし、「他の医者の診断なんて失礼だ」「あとは知らない」「気に入らないなら他へ行けば」といった反応を示すなら、やはり医師として以前に、人間として信頼できません。

医師と患者とは対等な関係。二人三脚で治療にあたる関係です。本当は患者が主役で医師が脇役なのですが、ちょっとハードルが高いので対等としておきましょう。

日本でも2000年頃からセカンドオピニオン、インフォームドコンセントという概念が医療界に導入され、日本医師会、厚労省が、自治体や医療現場に何度も通達を出しています。しかしなかなか徹底されません。国立病院などがん医療を行っている病院では「セカンドオピニオン外来」を設置しているところが増えています。しかし、セカンドオピニオンって何？　といった病院も、あるいは医師も多いのです。

自らの命を、そのような医療に全て託すことができるでしょうか。

劇的寛解をはたした患者は、もちろんそうではありませんでした。

「面倒な患者」になる

医者の診断と治療に全てを託すのは、日本人だけではありません。おそらく世界中の人々が、そうしています。理由は「医療のことはわからない。専門家である医師に任せるしかない」から。

けれども患者の体のことを、もっと言えば心と体、あるいは生活や仕事や家族や人生のことが、医師にわかるのでしょうか。わかるはずはありません。それなら自分の命をどうするのかを決めるのは、医師ではありませんね。患者自身です。

ターナー氏は言います。劇的寛解を果たした患者は「面倒な患者」であると。医師にとっては、その診断と治療法に素直に従う患者、言い方を変えればいいなりの患者は扱いやすい。病院にとっての優等生です。しかし既にがんが手術ではとれないような状態だったり、病状が複雑で治療法があまりない場合、再発や転移を繰り返しているような場合、患者は結局は助かりません。延命のための治療、やらないよりはやった方がいい程度の治療を繰り返すだけで、苦痛と闘うだけになってしまいます。

劇的寛解を果たした患者は、医師の診断と治療方針に納得できなければ、質問を繰り返します。自分で勉強して病気を知り、治療法を調べ、他にこんな方法があるのではないか、こんな治療はできないのか、と訴える。資料を持ち込み、代替療法や食事療法を提案し医師に詰め寄ります。だって自分の命がかかっているのですから。

その病院で優等生になって「いい人でしたね」と看取られたいですか?

そうではないでしょう。

それなら勇気を出して「面倒な患者」になってみては、どうでしょう。

食事療法に関しては、本書でもいくつかヒントをご紹介しました。他にも色々な方法があります。

自分には何がふさわしいのか

本書は通常の医療、現代医学によるがん治療を否定するものではありません。数百年の人類の英知が積み上げられた現代医学は、素晴らしいに決まっています。科学と技術の融合、発見と発明の結晶、それが現代医学です。ただしそれは万能ではないことは、現実を見ればわかります。

特にがんのような慢性病は、発症の原因も多岐にわたり、進行や転移、再発の経緯はミステリアスでさえあります。なぜ自らの一部が本人を死に至らしめるような結果をもたらすのか。その答えを、現代医学は見いだせずにいます。

しかし現代医学にそれ以外の方法を組み合わせると、思わぬ効果が現れることがあります。例えば鍼灸や整体、マッサージ、漢方薬、ビタミン。このあたりは今日では健康保険が効くものもあり、半ば普通の医療に組み込まれています。

これらの方法は、通常のがん治療にできないことを可能にします。苦痛を取り除き、緊張を解きほぐし、化学療法などの副作用を抑えるＱＯＬ向上効果です。また実際に治療の一環として使用してみると、多くの患者でがんの縮小や再発予防の効果が見られ、高く評価されるようになりました。最近ではがん研究会有明病院のように、漢方専門の外来を設ける病院が増えています。

他にもヨガやアーユルベーダ、気功、瞑想、音楽療法、心理療法、サイモントン療法、ホメオパシーなど多種多様な方法があります。向き不向きがありますが、長い歴史を持ち地域の信頼を集めるものも多く存在します。また大きなカテゴリーとしてサプリメントやハーブがあります。食事療法に関しては既に述べましたが、まず間違いなく有効です。

現代医学にこうした代替補完療法を組み合わせることは、おそらく多くのがんに対してプラスの作用があります。

3 サプリメントを正しく選ぶ

補完代替医療とサプリメントの現状

がんといえば「外科手術」「抗がん剤」「放射線」の三大療法。これが現代における標準治療です。これだけではがんが治らない、健康を取り戻せない時に多くの人が手を伸ばすのがサプリメントやハーブ（以下サプリメント）です。

サプリメントに関しては、これまで現代医学の専門家たちから相当なバッシングを受けてきました。科学的根拠がない、正当な治療の妨げになる、有害物質を含んでいるなど、真っ向から否定されてきたと言ってもいいでしょう。

しかしそれでもサプリメントを利用する人は減っていません。2005年の厚労省の調査によると、がん患者の44・6％が何らかの補完代替療法を取り入れており、そのほとんどがサプリメントの摂取です。使っているものはビタミンやカルシウム、きのこ由来のものなど天然の生物から抽出されたものです。

実際に寛解した人の多くが、サプリメント等の補完代替療法を取り入れています。日本では、既にこうした分野に関心の高い医師など医療の専門家たちが補完代替医療学会などを組織しており、有用なサプリメントの発見とその科学的根拠について研究が進められています。

こうなると現代医療一辺倒の医師たちも現状を無視できなくなり、補完代替医療とのつきあい方について一部前向きなスタンスをとる動きが出てきました。厚労省でも通常の医療と補完代替医療を合わせた「統合医療」についての検討会を行っており、医療現場におけるサプリメントの扱いは大きく変わってくるものと思われます。

また、これは推測も含みますが、がん治療にあたる医師たちも、もし自分ががんになったら、はたして通常治療のみを信じてそれに従うのでしょうか。

おそらくそうではないでしょう。突然回復したあの患者が使っていたのは何だったのか、あの患者はナントカというサプリメントを飲んで元気になった、と記憶をたどって有効なサプリメントを探し始めるのではないでしょうか。そうして、かつて自分が無視した劇的寛解を遂げた患者を、必ず思い出すに違いありません。

今後はぜひ医療現場の医師たちも積極的にサプリメントを学び、がん患者と手を取り合って有用なサプリメントを発見し活用していただきたいものです。

サプリメントは効果があるのか

『がんが自然に治る生き方』には、ハーブやサプリメントを組み合わせ、食事や生活を大きく変えて劇的寛解に至った人々が紹介されています。

こうした人々が使っていたサプリメントはビタミン剤、酵素、ホルモン、排毒作用のあるもの、抗菌作用のあるもの、免疫システムを強化するものなど実に様々です。なかには何十種類ものサプリメントを毎日飲んでいる人もおり、一種の「アメリカらしさ」に驚かされます。

アメリカには、日本のような国民皆保険制度がなく、ある程度収入のある人は高い保険料を払って民間の保険に入っています。治療費も高く、保険に入っていないと驚くべき金額を支払う羽目になります。例えばニューヨークで虫垂炎になった場合、手術代が３００万円前後、入院費が1日50万円前後（個室）です。

医薬品も非常に高価です。

そのため多くの病院では、高価な医薬品以外にもサプリメントを処方してくれます。サプリメント自体も日本とは違い、医師が処方する医療用サプリメントがあります。『がんが自然に治る生き方』には、患者のために、何種類もの材料を調合してリンパ腫用サプリメントを提供する医師が登場します。このオリジナルのサプリメントを使って（他に食事療法と心理療法を併用）、ある50代の女性は劇的寛解に至り、５年たっても再発せず元気に暮らしています。

このようにアメリカは、サプリメントの効果の有無を論じている日本とは、状況が全く違うのです。日本においても、医師がこの分野に関してきちんと勉強するか、専門知識を持った医療スタッフが対応するかして、がん治療にサプリメントを導入してくれるなら、きっとがんが治る患者は倍増することでしょう。

現在のところ日本では、サプリメントは自分の判断だけで選ぶほかありません。それだけに充分みきわめて、本当に効果のあるものを選びたいものです。

次に詳しく述べますが、がんに有用なサプリメントには、やはり科学的根拠（エビデンス）が重要です。様々な試験を繰り返し、有効性を示すデータがあること、細胞や動物実験だけでなくヒトに対する臨床試験でも有効性が示されていること、そうしたデータと論文が学術誌に掲載されていることなど、求められる要素はたくさんあります。逆に科学的根拠のないサプリメントは、信頼に足るとは言えないでしょう。

サプリメントは玉石混交で、雑誌やインターネットには広告宣伝があふれかえっています。その中から本当に有効なものを探し出すには、選ぶ側にもそれなりの勉強や努力が必要です。

がんに効くサプリメントを選ぶには

世の中には、膨大な種類のサプリメントがあふれています。ビタミン、ミネラル、乳酸菌関連、酵素。あるいは世界の民間療法に由来するもの、植物や動物、鉱物由来のものなど、数え上げればきりがないほどです。その中から、本当に効果があるものを選ぶのは容易ではありません。

また既にご紹介したように、間違いなく効果があるのは、おそらく食事療法です。われわれの体を作っている食べ物を、がんにならない、がんが成長しにくい、といった視点から見直すことで、治癒への道が開けてきます。それは基本中の基本です。その上でサプリメントを選べば、効果が高くなると考えられます。

サプリメントを選ぶには、いくつか注意すべき点があります。

まず最低ラインとして安全性です。もし興味のあるサプリメントがあれば、財団法人日本食品分析センターなど食品の安全性の分析を行っている団体があるので、毒性、抗原性、突然変異性、皮膚刺激、溶血性などについて問題ないかどうか確認されているものを選びましょう。

また病院での治療の妨げにならないかどうか、確認する必要があります。

例えば薬の相互作用（飲み合わせ）の問題があります。病状によっては、ありふれたビタミン剤でも避けた方がよい場合があります。薬剤によって忌避すべきものがあるので、相互作用を防ぐために、処方せんをよくチェックするなど確認してみた方がいいでしょう。

また「それだけでがんが治る」というような、宗教がかったサプリメントは避けましょう。そうした製品の多くは、科学的な根拠の乏しい、販売者の思い込みや金儲けだけで成り立っているものが多いからです。

科学的根拠に基づくサプリメントを選ぶ

医学治療は「科学的根拠に基づいたもの」でなければならないと言います。今日、サプリメントも同様です。

サプリメントの多くは、世界の様々な地域の民間薬で、その地域の人々が昔から薬として使っていた天然の動植物を材料にしたものです。その地域で昔から使われていたから効きそうだ、とは思いますが、それだけではあまり信頼がおけません。人が口にする以上、やはり安全性と効果を示す証拠が必要です。

それでは科学的根拠とはどのようなものなのでしょう。

一般に科学的根拠という場合、まず具体的な研究が行われていることが必要です。「○○国の人たちが下痢が治ると言っていた」ではダメで、実際に下痢が治るかどうか、科学の俎上にのせて研究することが求められます。

具体的な実験の場合、はじめは試験管内で培養した細胞などを使って行う実験が行われます。ついでラットやマウス等を使った動物実験、次にヒトを対象とした臨床試験になります。「試験管内」→「動物実験」→「ヒト対象の臨床試験」の順番で信頼性は高くなります。

次に、こうした実験などの研究が論文となり、専門的な学術雑誌で発表されているかどうかです。学会での発表は、科学的根拠としてはあまり評価されません。論文を専門的な学術誌に投稿し、掲載されてはじめて科学的根拠があるとみなされます。学術誌では、その分野の専門家が論文を読み、実験内容を評価し、価値が認められたものが掲載されます。この作業を査読と言います。

専門誌に掲載された論文は、多くの研究者の目に触れ、引用、参照されます。こうした繰り返しによって、その論文はさらに検証され続けるのです。

歴史と伝統のある治療法には「特別な根拠」がある

実験についてもう少し詳しくみていきましょう。

ヒトを対象とした実験で、最も信頼性の高いのは「ランダム化比較試験」です。これは試験の対象者をランダム(無作為)に2つのグループに分け、一方には従来の治療薬、もう一方には新しい医薬品を摂取してもらって効果を比べる方法です。医薬品は通常、全てがこの試験をクリアして認可を受けています。

次に信頼性が高いのは「非ランダム化比較試験」。こちらは対象者を分けずに、全員が同じ治療薬を摂取する方法です。「ランダム化比較試験」に比べると、やや信頼度が下がると言われています。

次に信頼性が高いのが「コホート研究」という大規模調査。既に病気になった人と健康な人の過去の生活などを比較する「患者症例対照研究」、ある治療法について効果があった人のカルテなどのデータを集めた「症例報告」と続きます。

できればサプリメントも「ランダム化比較試験」によって検証してほしいものですが、この方法には莫大な費用と時間がかかります。製薬メーカーが億単位の費用をかけて行うものであり、資金力のない企業や団体には難しい方法です。

次のような考え方もあります。

前述のようにサプリメントの多くは、ビタミンやミネラル等を除けば、昨日今日この世に誕生したものではありません。特に世界各地の民間療法、伝承医学の中から発見されたものは、数百年、数千年の年月に淘汰され、今日まで残ってきたものです。そこに蓄積された情報と経験は、一定の信頼性があると言えないでしょうか。現代の検証方法を経ていないとはいえ、特別な根拠があるはずです。

こうしたことからアメリカの国立がん研究所や国立相補・代替医療センターでは、伝統医学や補完代替療法によって効果があったとする症例を、ベストケースシリーズという枠を設けて集積しています。

対照群のない「症例報告」の集積なので、現代の科学的根拠という角度からみれば、あまり信頼度は高くないかもしれません。しかしこうしたものを「科学的根拠が薄い」からと無視せず、データとして正当に扱う姿勢は素晴らしいと言えるでしょう。

抗がんサプリメントに求められる3つの要素

要素①▼▼▼免疫力の向上

がんに有効であるとは、どういったことを意味するのでしょうか。

第1に考えられるのは**免疫力の向上**です。

少しがんという病気についてご説明しましょう。がんは、ある日突然発症する病気ではありません。たった1個の正常な細胞が、遺伝子の異常を抱えて分裂するところから始まります。1個が2個に、2個が4個にと倍々に増えてゆき、1億個になると大きさが直径1センチ、重さ1gのがん細胞の塊になります。これがようやく画像診断で見つかる大きさです。

われわれの体の免疫システムは、こうしたがん細胞の発生や成長に常に対応しています。免疫細胞が常に体内を監視し、がん細胞を見つけ次第殺傷して消してしまいます。がん細胞は毎日数千個は発生していますが、免疫システムがしっかり働いていると、それらはみな処分され、がんの発症には至りません。

しかしがんが生活習慣病というように、食事や生活の乱れ、ストレス、喫煙などによってがん化する細胞は増えていきます。なおかつ同じ要因で免疫システムが弱体化するため、免疫細胞の監視をかいくぐって成長するがん細胞が増えていくのです。やがて1億個を超える塊になったがん細胞は、さらに増殖のスピードを上げ、臓器を侵食していきます。

がん細胞の発生から増殖のどの段階でも、免疫システムがしっかりしていればがんの発症は防げます。またある程度成長したがんに対しても、がん細胞を発見、殺傷する力が強ければ、治すことができるでしょう。もちろん食事をはじめ心の持ち方など、あらゆる要素が満たされれば、ですが。前述の劇的寛解に至った方達の体内では、間

郵便はがき

料金受取人払郵便

神田局
承認
1599

差出有効期間
2023年
7月20日まで

101-8791

532

千代田区岩本町3−2−1
共同ビル802 青月社内

株式会社 総合科学出版

愛読者カード係

ご購読ありがとうございました。本書の内容についてご質問などございましたら、小社編集部までご連絡ください。

総合科学出版編集部　読者サービス係
電話:03(6821)3013

ふりがな お名前	年齢　　　歳 性別（ 男・女 ）
〒□□□−□□□□　☎　（　　）	
ご住所	

がん細胞を徐々に消していくために患者ができること

愛読者カード

小社出版物の資料として役立たせていただきますので、ぜひご意見をお聞かせください。

●ご購入先

1.書店（　　　　　　市 町 村 区　書店）　2.小社より直送
3.その他（　　　　　　　　　　　　　　　　）

●ほぼ毎号読んでいる雑誌をお教えください。いくつでも。

●ほぼ毎日読んでいる新聞をお教えください。いくつでも。

1.朝日　2.読売　3.毎日　4.日経　5.産経
6.その他（新聞名　　　　　　　　　　　　）

●本書に対するご質問・ご感想

●今後、当社から各種情報をご案内してもよろしいですか。

1.可　　2.不可

*ご協力ありがとうございました。なお、ご記入いただきました個人情報につきましては、当社の出版物等のマーケティングにのみ使用し、第三者への譲渡・販売などは一切行いません。

違いなくこうしたことが起きていたはずです。

免疫力を下げるがん治療に負けない

がんに有効なサプリメントに求められるのは、第1に免疫力の向上です。がんが増殖して大きくなったということは、既に免疫力の低下を意味しています。がんの医学治療は、残念ながら、さらに免疫力を下げてしまいます。特に抗がん剤はがん細胞と一緒に免疫細胞を殺してしまうため、自前の免疫力は機能停止状態といっていいでしょう。ほかにも抗がん剤によって体が受けるダメージは計り知れないために、体力の低下や苦痛による消耗で、回復にはかなりの時間がかかります。

免疫力を高めるサプリメントは、免疫細胞の数を増やし、活性を高め、それらの組織の修復を早めるものです。効果的なサプリメントは、抗がん剤によって弱体化した免疫システム全体を正常な状態に引き戻す働きの強いものです。

がん細胞は大変特異な性質を持っており、同じ抗がん剤に対していずれは効かなくなる薬剤耐性や、免疫細胞の監視をすり抜けるという巧妙なすべも持っています。こうしたものに対して、細胞毒性という武器で正面から戦いを挑んでも、うまくいって一回戦限りの勝利しか得られません。もし生き残ったがん細胞があれば、それは以前より強力でさらに巧妙になり、同じ抗がん剤は効かなくなっています。

がんを消滅させるためには、治療によって低下した免疫力を再び高め、これ以上の増殖を防ぐこと。そして食事を整え、生き方を変え、全身の自然治癒力を正常に戻すことです。このうち「免疫力を高める働き」がサプリメントに求められています。

要素②▼▼▼抗酸化力

活性酸素に対抗するSOD酵素

細胞ががん化する原因は、紫外線や放射線、化学物質などが生み出す活性酸素だと言われています。活性酸素は細胞内の遺伝子を傷つけ、変異した遺伝子を持つがん細胞が誕生します。

また組織に慢性の炎症があるとがんが起こりやすくなります。炎症部分では活性酸素が多く発生し、やはり遺伝子を傷害して変異を起こします。また炎症によって細胞が死ぬと、それを補うために細胞増殖が起こります。細胞の増殖が多ければ多いほど、遺伝子に傷のついたがん細胞が生まれる可能性が増えてしまいます。

活性酸素による傷、といっても活性酸素が刃物をふりまわしたり毒をまき散らしているわけではありません。活性酸素は、単に電子が不安定な状態の酸素です。不安定であるため、周囲から電子を奪って安定しようとします。これが「酸化」という現象です。

たとえば重要な栄養素といわれる不飽和脂肪酸が酸化されると、過酸化脂質になり、血管にこびりついて動脈硬化の原因になります。タンパク質が酸化されると構成しているアミノ酸のつながりが切れてしまい、細胞膜の再生や修復がうまくいかなくなります。

活性酸素の害を防ぐために、われわれの体内には強力な抗酸化システムも用意されています。それが体内で生産されるＳＯＤ酵素（スーパー・オキサイド・ディスムターゼ）です。この酵素はあらゆる細胞の内外、特に活性酸素が大量に発生するミトコンドリアで産まれ、活性酸素の害を防いでいます。しかし酸化レベルが高くなりすぎると、次第に不足してきます。

そのためわれわれは、酸化物質をなるべく取り込まないように、逆に抗酸化力のあるものを食品から摂取し、細胞のがん化を防ぎ、万一がんになっても進行を抑止し、治癒力を高めなければなりません。

食品に加えて抗酸化力を強化するならサプリメントです。抗酸化力の高いサプリメントは、酸化を防いでがんの発生と進行をおさえ、自然治癒につなげるために大きな役割をになってくれます。

抗酸化サプリメントとがん治療

抗酸化物質は野菜や果物などの食品中に多く含まれており、細胞や組織の酸化を防ぐことから、あらゆる種類のがんの発生を予防すると考えられています。例えば日常的に抗酸化物質であるビタミンC、ビタミンE、カロテンなどが豊富な野菜や果物をたくさん食べる人は、がんになりにくいことがわかっています。

がんになった人も、前述のように進行をおさえ、自然治癒力を高めるためにも、こうした食品を食べることが重要です。

しかし最近、抗酸化サプリメントががん治療の妨げになる、とする説が浮上しました。放射線治療や抗がん剤による化学療法は、がん細胞に酸化障害を起こしてがん細胞を破壊するものです。これらの治療中に抗酸化サプリメントがたくさん体内に入ると、治療効果を妨げてしまう可能性があるというのです。

しかし一方では、抗酸化物質は、放射線や抗がん剤による正常の細胞や組織の障害を予防する効果があり、また治療後の傷ついた細胞の修復にとっても重要な働きをします。

従って抗酸化サプリメントのマイナス要素を避けるのなら、治療中には摂取を控え、治療後には細胞の修復とさらなる酸化を防ぐためにしっかり摂取する方法がいいかもしれません。

ただし放射線や抗がん剤のもたらす損傷は、サプリメントの影響など問題にならない程大きいので、継続して摂取しても、悪影響があるようには考えられませんが。

要素③▼▼▼細胞死アポトーシスを誘導

がん細胞は死なない?!

全ての細胞には寿命があり、あらかじめプログラムされています。短命な細胞はわずか1日、長生きな細胞は何十年も生きると考えられています。寿命がくると細胞は分裂を止め自然に死に、新しい細胞がとって代わります。この細胞の自然死のことをアポトーシスといいます。

これは正常な細胞の話で、がん化した細胞にはあてはまりません。がん細胞は寿命のプログラムが壊れてしまった細胞なので、栄養や酸素が確保されていれば死ぬことはありません。無限に増殖し無限に生き続ける細胞です。結果としてがんの宿主、つまり患者が亡くなるまで生き続けます。

治療によってがん細胞がなくなってしまえば、それで終わりです。ところがそれが難しいのががんという病気です。治療薬の開発においても、何とかがん細胞に再びアポトーシスを引き起こすことはできないかという研究が行われていますが、なかなか実現できないようです。

しかしサプリメントの中には、特異な成分によってがん細胞の自然死＝アポトーシスを誘導するものがあるようです。壊れたプログラムを修復するというのは難しいものの、細胞が持つオートファジー（自食作用、細胞内が汚染されるなど維持が困難になった場合、自らタンパク質を破壊して消滅する働き）という機能を刺激することで自然消滅を招きます。

がん細胞だけに作用し他の正常な細胞に作用しなければ、これほど理想的な抗がん作用はありません。これまでも、いくつかのサプリメントにアポトーシス誘導があるとして話題になりました。そのひとつを次章で紹介してみましょう。

以上、抗がん作用を期待できるサプリメントとして、①免疫力向上　②抗酸化作用　③アポトーシス誘導の働きがあるものとしてご紹介してみました。

ホリスティック医療でなければがんを治せない

ここでは3大療法の限界と補完代替療法の現在、それらの特性を生かした統合医療についてご紹介しました。

これからの時代、現代医学だけに頼るのではなく、患者ひとりひとりのニーズに沿った多様な医療が必要です。治療法も医師主導で決めるのではなく、患者自らが主体となって、自ら選択し納得して治療を進めることが重要です。

さらに本章のはじめでご紹介した『がんが自然に治る生き方』に習うならば、劇的寛解に至った人々はみなライフスタイルを大きく変え、さらに生き方そのものを見直していました。それは統合医療をも包み込む全人的医療、ホリスティック医学と言われるものに重なります。

ホリスティック医学は、あらゆる医療を総合的に見わたし、最も適切な医療を実践することが基本です（統合医療と同様に）。その上にそれぞれの死生観や健康観、人生観などを含めた哲学のようなものです。こうした全人的な発想を持つことで、人々はがんによってもたらされた苦痛や苦悩から解放され、癒されたのです。

このように述べると大変に難しいようですが、実際は難しいことではありません。

今日本では、2人に1人ががんになり、3人に1人ががんで亡くなっています。それは「がんの原因の3割が食べ物」とか「喫煙が最大原因」といったこと以上に、人間と自然との関わり方や文明のあり方、人間の生き方といった問題に関わっています。

そうした視点を持ち、単に体を健康にするのでなく、どう生きるかを真剣に考えることが、結果としてがんを排除し、再び自由に生きられる体と心を取り戻すことにつながるのです。

さて、本章で取り上げた「がんが自然に治る3つの方法」は、

1、生活習慣を変える

2、治療法は自分で決める

3、サプリメントを正しく選ぶ

でした。次章ではアントロキノノールが世界各地で研究され、現在でも様々な科学的根拠が解明されている中、その具体的研究内容をさらに掘り下げて見ていきたいと思います。

第2章

抗がん成分アントロキノノールとは何か

アントロキノノールががん細胞の増殖スイッチを切りアポトーシスを誘導

まえがき（P5）において、アントロキノノールが学術誌に掲載された概要と、2つの症例を見ていただきましたが、果たしてアントロキノノールは、どのようにして抗がん作用を発揮するのでしょう。

研究チームは、細胞内にあるRasというタンパク質に注目しました。細胞内にはたくさんのタンパク質が存在しますが、Rasタンパクは細胞増殖のスイッチをオンにしたりオフにしたりする役割を果たしています。これがオンのままだと細胞は延々と増殖を繰り返してしまいます。がん細胞はまさにそれです。

そこで研究チームは、このスイッチへの情報伝達のどこかを阻害することで増殖を止められないかと考えました。結果アントロキノノールは、情報を伝えるファルネシルトランスフェラーゼという物質を阻害し、伝達経路を遮断して増殖のスイッチをオフにすることに成功したのです。

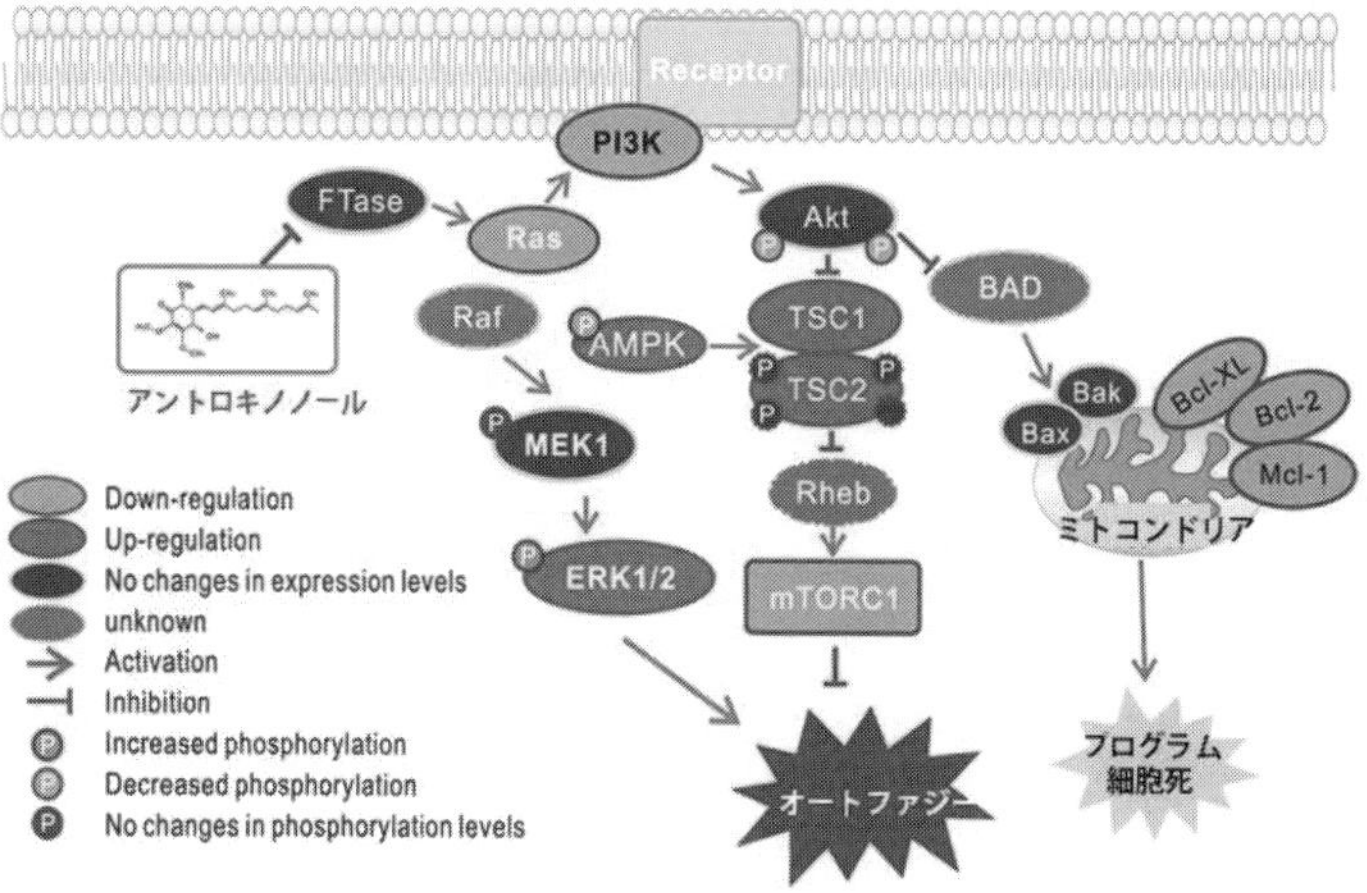

アントロキノノールによるRas変異の活性阻害、がん細胞の死滅への誘導

Rasタンパクのスイッチがオフのままであれば細胞はもう増殖しません。こうしてがん細胞は分裂、増殖を停止し死滅してしまうことが実験で確かめられました。増殖をやめた細胞が死滅するのは、プログラムによる細胞の自然死と同じです。このことからアントロキノノールは、がん細胞のアポトーシスを誘導する働きがあることがわかったのです。

またRasタンパクのスイッチがオフになることで、本来の細胞のプログラム通りオートファジー（自食作用）という機能が正常化し、細胞内のタンパク質が自己分解され、やはりがん細胞は消滅します。

この研究成果は、2010年ドイツの医学薬学の専門誌『Cancer Chemotherapy and Pharmacology』に発表されました。

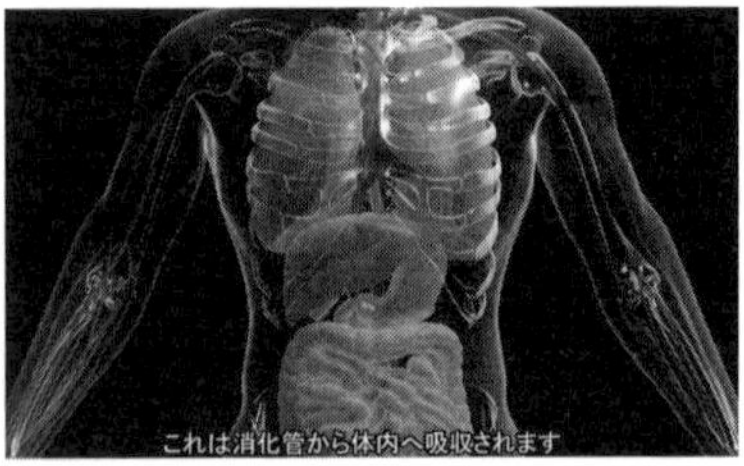

①アントロキノノールは液状であり、経口投与用にカプセル化されました。消化管から体内へ吸収されます。

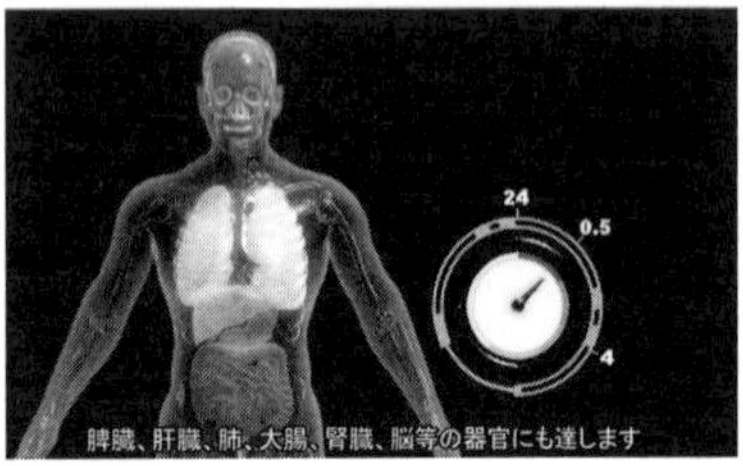

②脾臓、肝臓、肺、大腸、腎臓、脳等の器官にも達します。

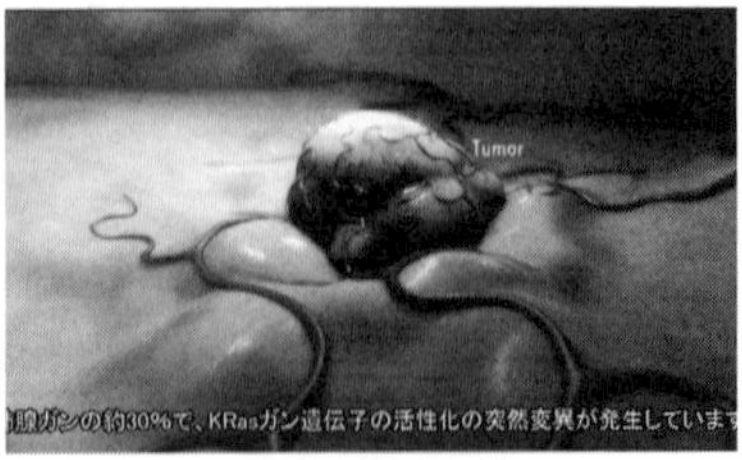

③肺腺がんの約30％で、KRasがん遺伝子の活性化の突然変異が発生しています。

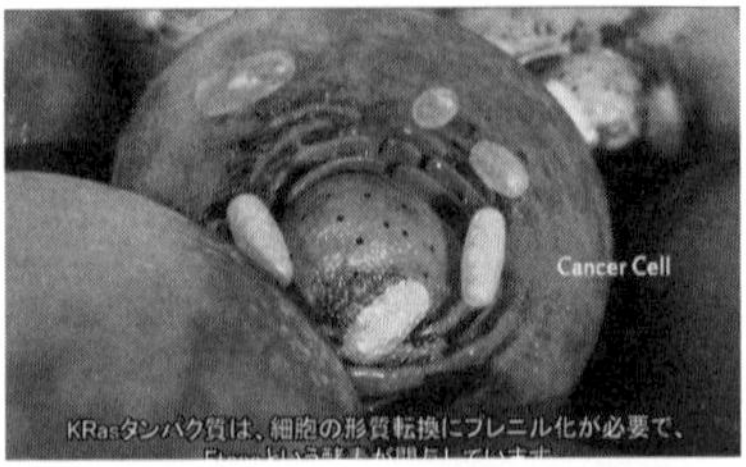

④ KRasタンパク質は、細胞の形質転換にプレニル化が必要で、Ftaseという酵素が関与しています。

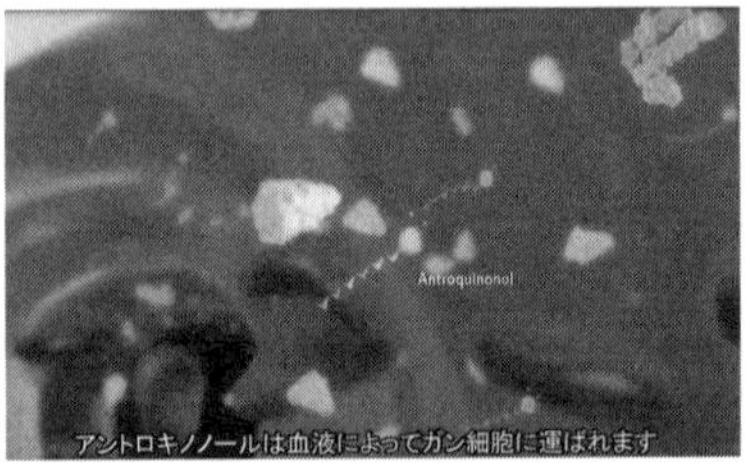

⑤アントロキノノールは血液によってがん細胞に運ばれます。

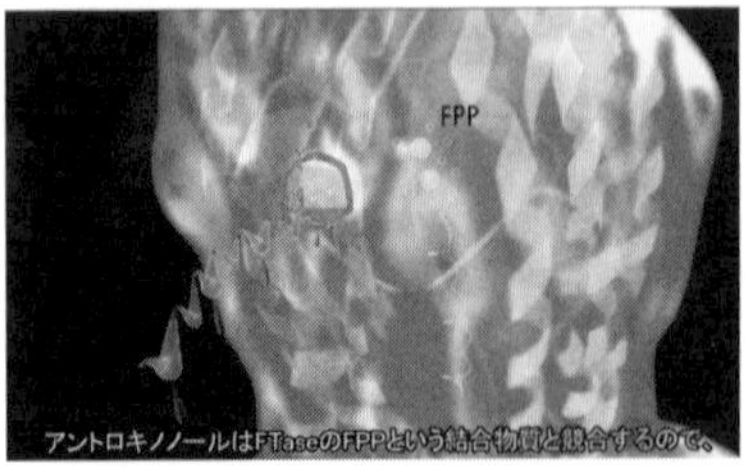

⑥アントロキノノールはFtaseのFPPという結合物質と競合します。

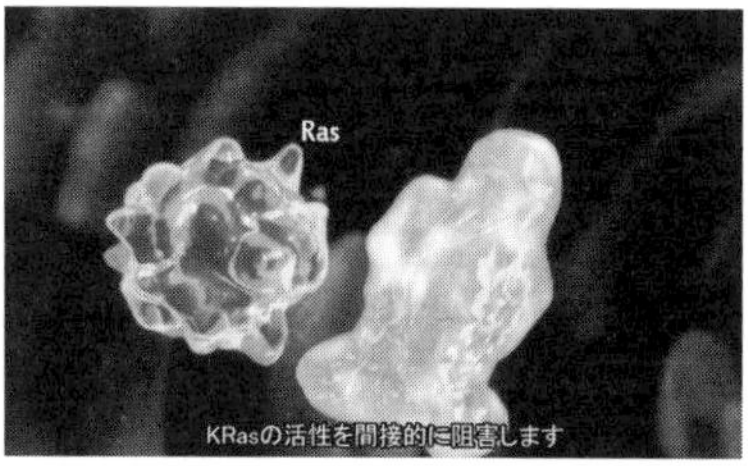

⑦そのため、KRas の活性を間接的に阻害します。

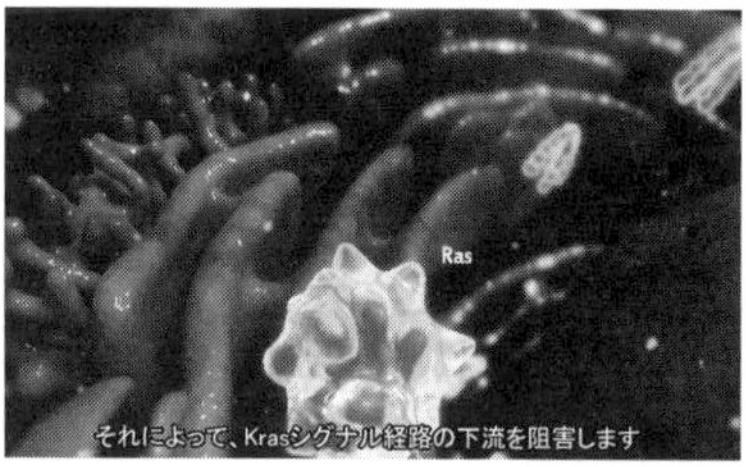

⑧それによって、KRas シグナル経路の下流を阻害します。

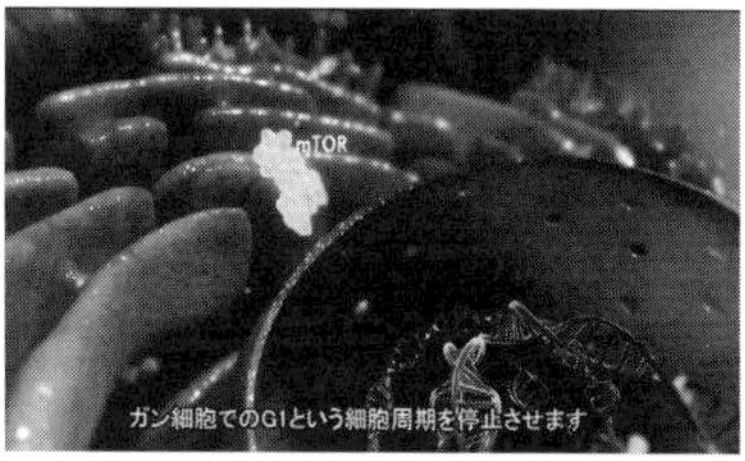

⑨がん細胞でのＧ１という細胞終期を停止させます。

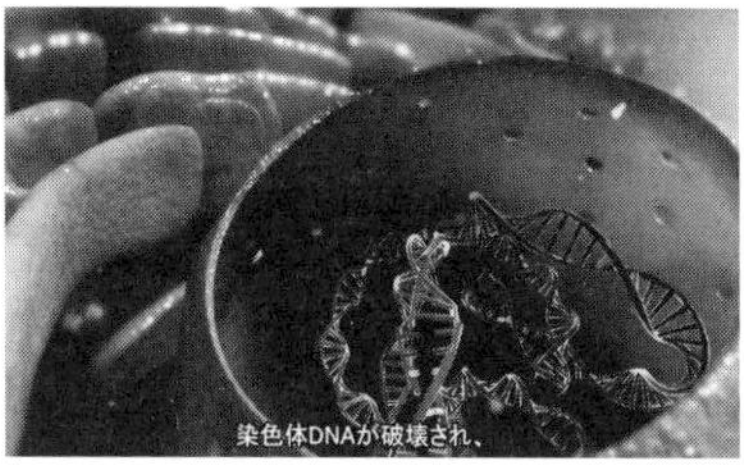

⑩染色体 DNA が破壊されます。

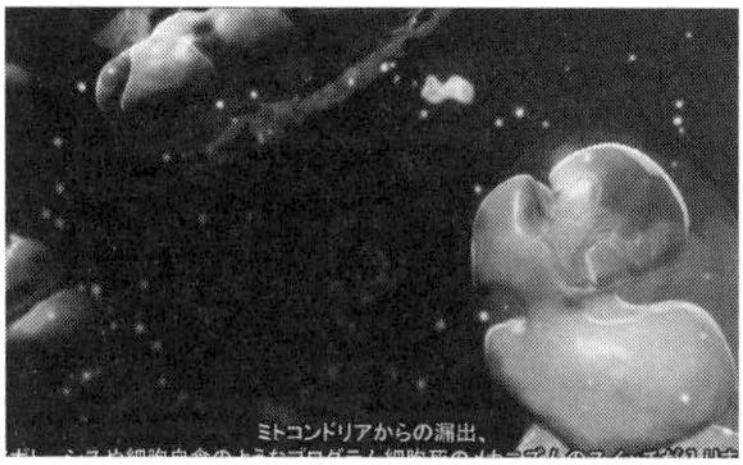

⑪ミトコンドリアからの漏出、アポトーシスや細胞自食のようなプログラム細胞死のメカニズムのスイッチが入ります。

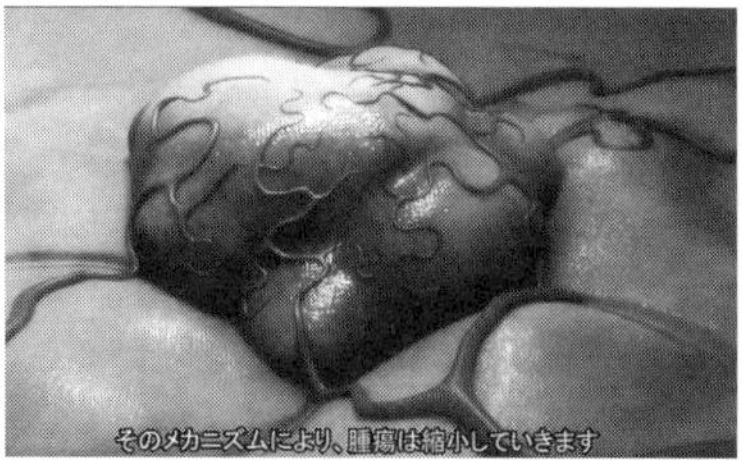

⑫そのメカニズムにより、腫瘍は縮小していきます。

がん治療のカギを握るＲａｓタンパク

細胞はタンパク質でできています。その中には、細胞の分化や増殖、死を決定づけるタンパク質も存在します。

こうしたタンパク質はやはり遺伝子の設計図をもとに作られており、遺伝子が傷つけば、作られるタンパク質の働きが異常をきたします。がん細胞では、遺伝子の傷がもとで作られるタンパク質が正しく働かなくなるために、細胞が寿命を過ぎても増殖を続けてしまいます。

この無限の増殖の原因となるのがＲａｓタンパクです。さまざまながんにおいてＲａｓの突然変異が見られます。研究によれば、すい臓がん（90％）、結腸がん（50％）、肺がん（30％）、卵巣がん（15％）、甲状腺がん（50％）、膀胱がん（６％）の患者に、Ｒａｓの突然変異が見られるようです。

これ以外にも紅斑性狼瘡、皮膚がん、リウマチ様関節炎（ＲＡ）、腎臓がん及びいくつかの白血病（Leukemia）でも、突然変異の比率が高いことがわかっています。

今がん治療薬の開発にあたる世界の製薬メーカーが、Ｒａｓタンパクに照準を合わせて研究を行っています。ベニクスノキタケ由来のアントロキノノールは、こうした開発の最前線にある物質なのです。

アントロキノノールはがん細胞のみに細胞毒性を発揮して死滅させる

様々ながん細胞においてＲａｓタンパクの異常がみられ、細胞増殖が止まらなくなっています。先の研究でこうしたがんに対しては、アントロキノノールが有効であることがわかりました。

それでは、Ｒａｓタンパクが正常ながん細胞ではどうなのでしょう。がん細胞であっても、Ｒａｓタンパクは正常で、細胞の増殖が必要な時にオンになり、不用な時にはオフになっているものもあります。

アントロキノノールはこうしたがん細胞に対しても有効で、がん細胞の特徴的なタンパクに反応し、増殖を阻害して死滅に導くことがわかりました。

結果、アントロキノノールが多数のがん細胞（脳腫瘍、リンパ腫、白血病、肺がん、乳がん、肝臓がん、すい臓がん、胃がん、直腸がん、前立腺がん及び膀胱がん等）に対して細胞毒性効果を有すること、そして、正常な組織細胞に対しては全身毒性を有さないことがわかりました。

アントロキノノールはがん化に関わる慢性炎症を抑制する

がん細胞の発生には、慢性的な炎症が深く関わっていることが知られています。例えば舌がんや皮膚がんなどでは、表皮の同じ箇所が傷つき炎症が慢性化することで、がんになりやすいことがわかっています。

目に見えない体内でも同様です。胃がんでも、内壁の粘膜が慢性的な炎症を起こしていると、がんが起こりやすいのです。そこにヘリコバクターピロリ菌が潜み、細胞のがん化が起きると考えられています。

またがん細胞も、炎症性サイトカインを大量に放出しては周辺の組織に炎症を起こす性質があります。これには新たながん細胞の発生を促すと同時に、がん細胞が増殖しやすい環境を整えているのです。

炎症が起こっている組織には、たくさんの炎症細胞が集まります。炎症細胞からはインターロイキンなどの炎症性サイトカインが放出され、組織を破壊してしまいます。そのため炎症が起こっている組織では、新しい細胞を作るため細胞分裂が盛んになります。細胞分裂が盛んになると、新しい細胞のがん化も促進されます。

アントロキノノールは炎症細胞に入ると、炎症性サイトカインの産生を抑制します。さらに防御酵素のような抗酸化物質の産生を促すため、炎症は治まり、細胞のがん化を抑制することが可能になるのです。

このことはアントロキノノールが、がん細胞の増殖を妨げ、かつ新たながん細胞の発生を抑制する作用があることを意味しています。

アントロキノノールの抗がん作用試験

これまで行われたアントロキノノールの抗がん作用に関する試験をご紹介します。

▼肺腺がんに対する薬効試験

アントロキノノールを肺腺がんの患者に経口投与した場合の投与量と肺腺がんの抑制効果には、正の相関関係があることが分かります。投与量が多いほど、腫瘍の大きさへの抑制効果が顕著になります。

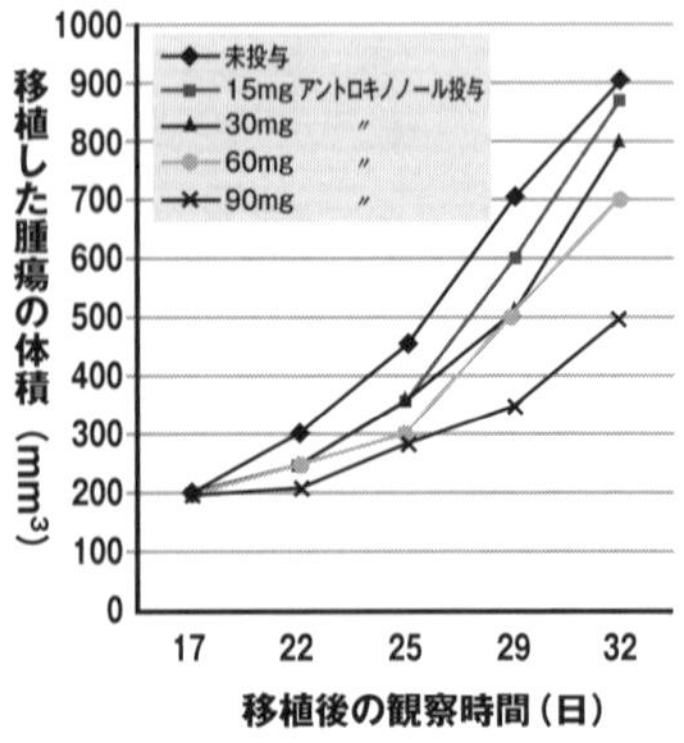

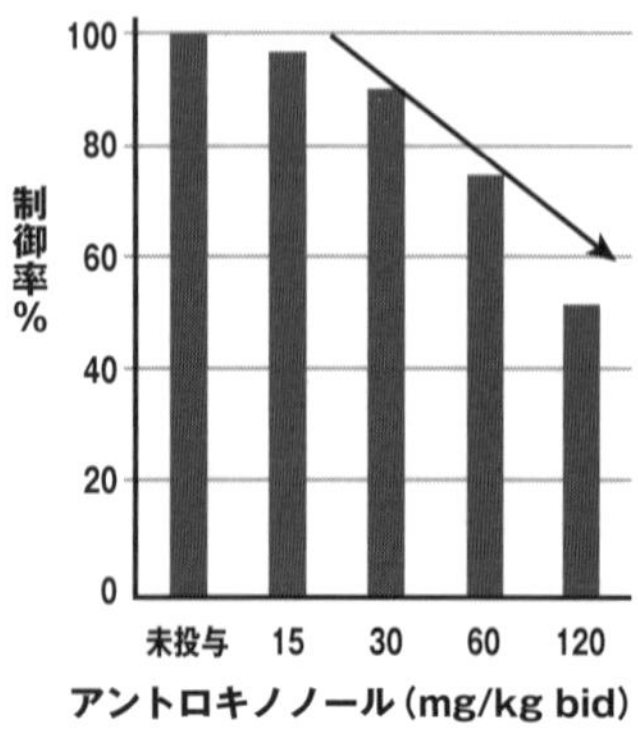

▼大細胞肺がんに対する薬効試験

アントロキノノールを大細胞肺がんの患者に経口投与した結果、投与量と大細胞肺がんの抑制効果には、正の相関関係があることが分かります。投与量が多いほど、腫瘍の大きさへの抑制効果が顕著になります。

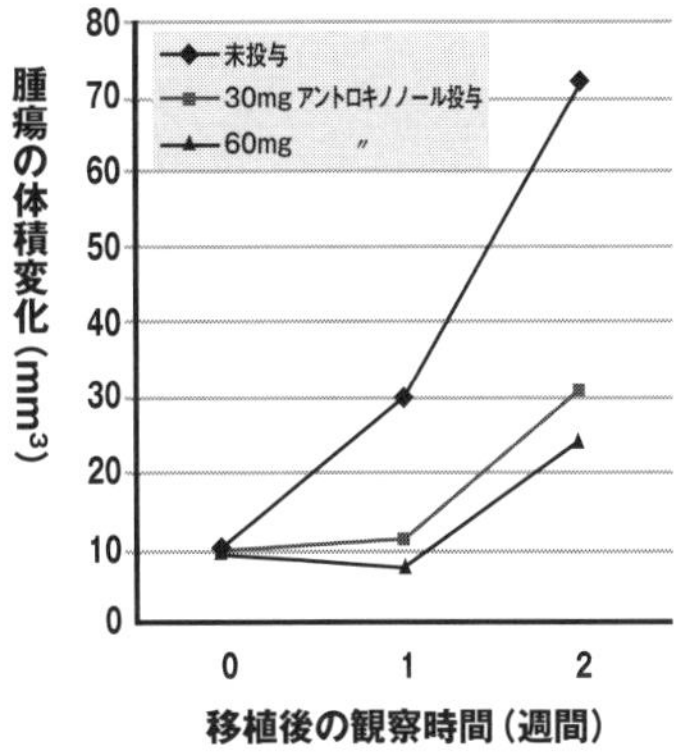

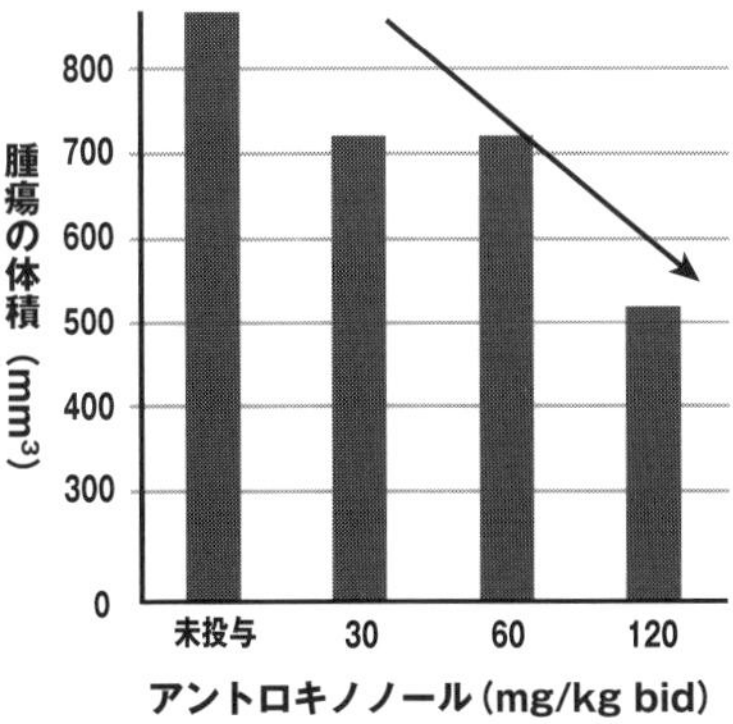

▼乳がんに対する薬効試験

アントロキノノールを乳がんの患者に経口投与した結果、投与量と乳がんの抑制効果には、正の相関係があることが分かります。投与量が多いほど、腫瘍の大きさへの抑制効果が顕著になります。

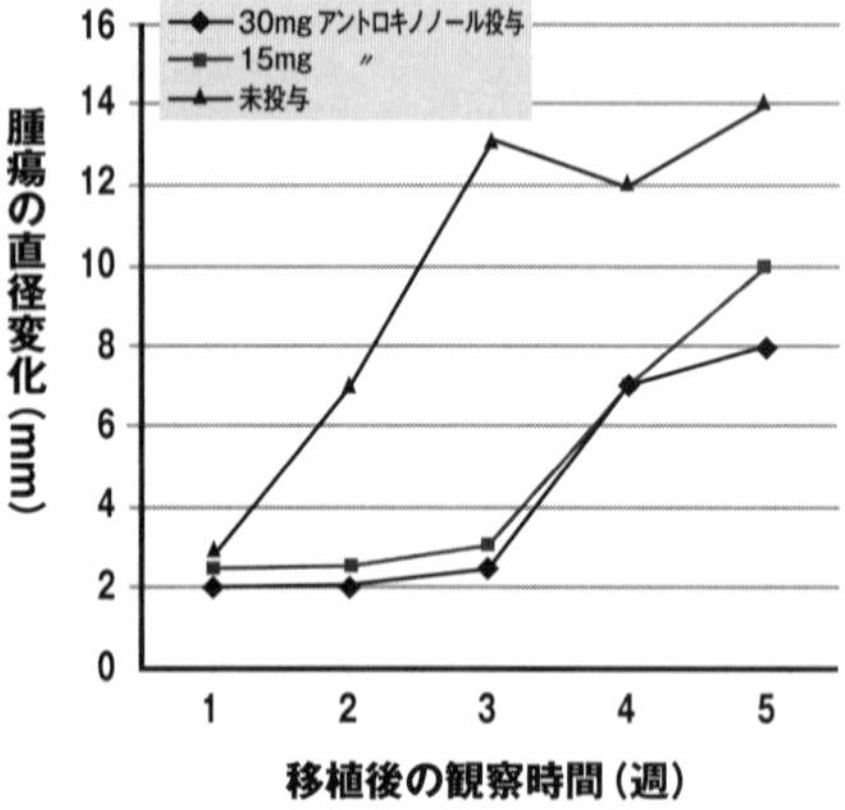

▼がん細胞の骨転移の抑制に関する薬効試験

乳がん及び前立腺がんで骨転移のある患者を5つのグループに分け、第1群には、賦形剤（コーン油）を20mℓ／kg／日で経口投与しました。第2群には、初日及び14日目にゾレドロン酸（がん骨転移治療薬）0・1mg／kgを注射しました。第3・4・5群には、連続25日間、アントロキノノールをそれぞれ30・60・90mg／kg／日で経口投与しました。

この結果、乳がん及び前立腺がんの患者の溶骨状況が明らかに抑制されていることが分かりました。

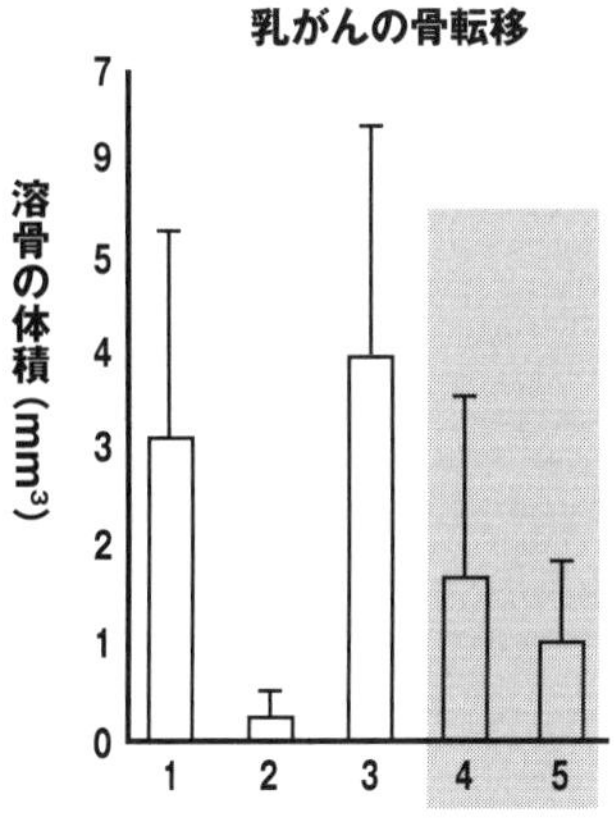

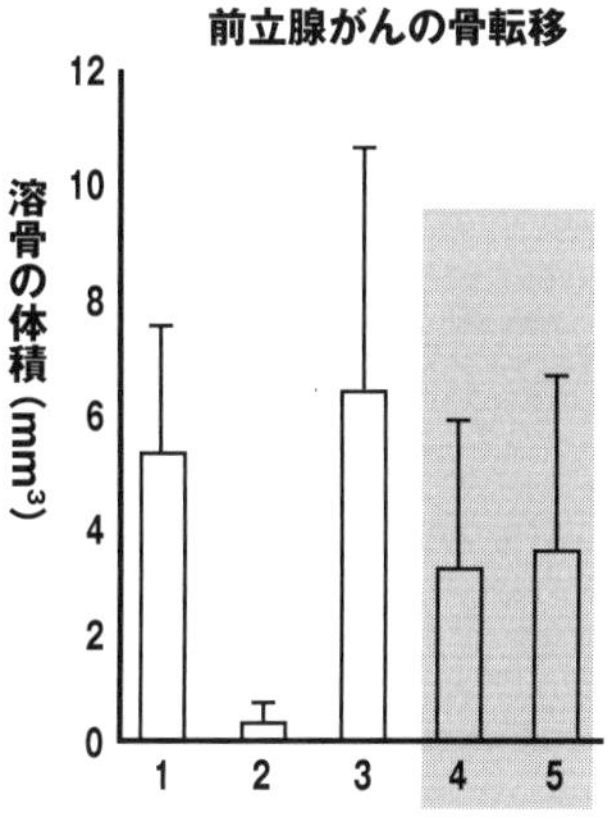

▼がんが惹起《じゃっき》する骨疼痛の緩和に関する薬効試験

骨転移のあるがん患者にアントロキノノールを経口投与した結果、投与量とがんによって引き起こされる骨疼痛の閾値には、正の相関関係があることが分かります。閾値が高いほど、耐えられる疼痛の度合いも大きくなることを示します。

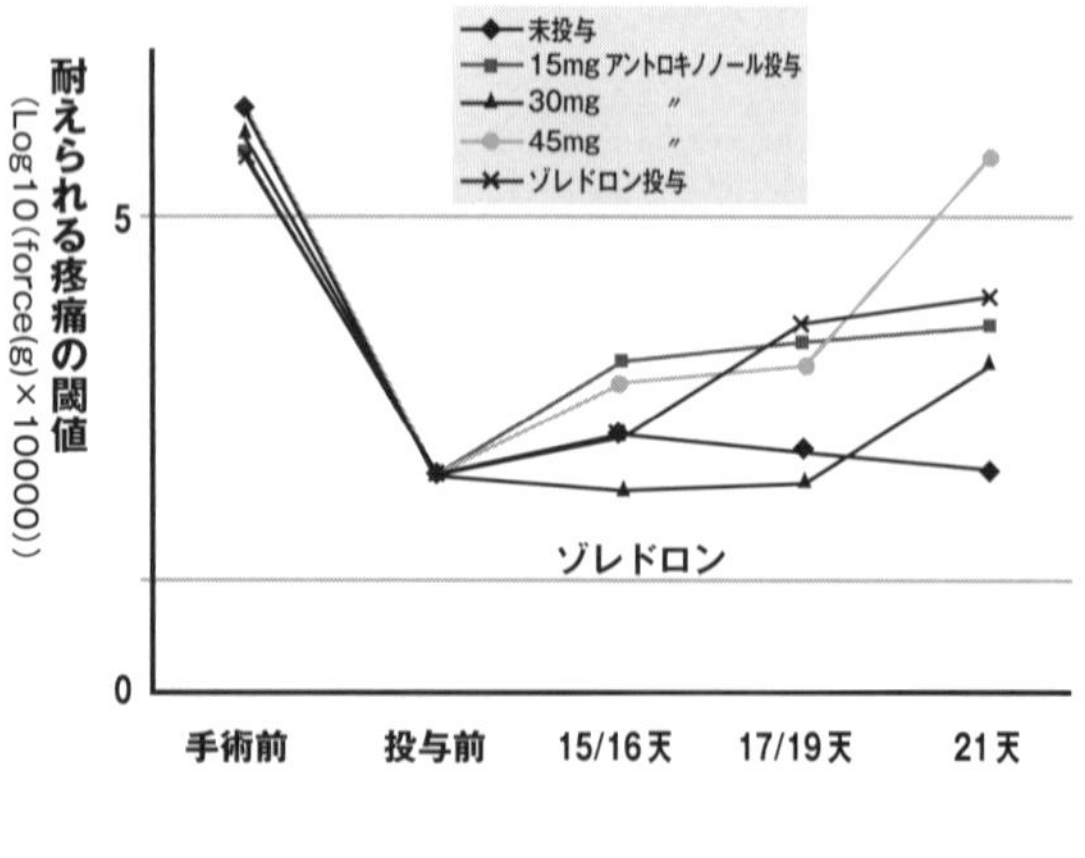

▼乳がん細胞に対する誘導作用

乳腺腫瘍の雌ラット80匹を5つの群に分け、それぞれベニクスノキタケ低用量群、ベニクスノキタケ高用量群、アントロキノノール低用量群、　アントロキノノール高用量群、パクリタキセル群として投与しました。

実験結果から、ベニクスノキタケ群、アントロキノノール群、パクリタキセル群に関わらず、10㎜未満の乳腺腫瘍はいずれも顕著に縮小しました。しかし、10㎜超の乳腺腫瘍では、アントロキノノール群のみに顕著な縮小が認められました。

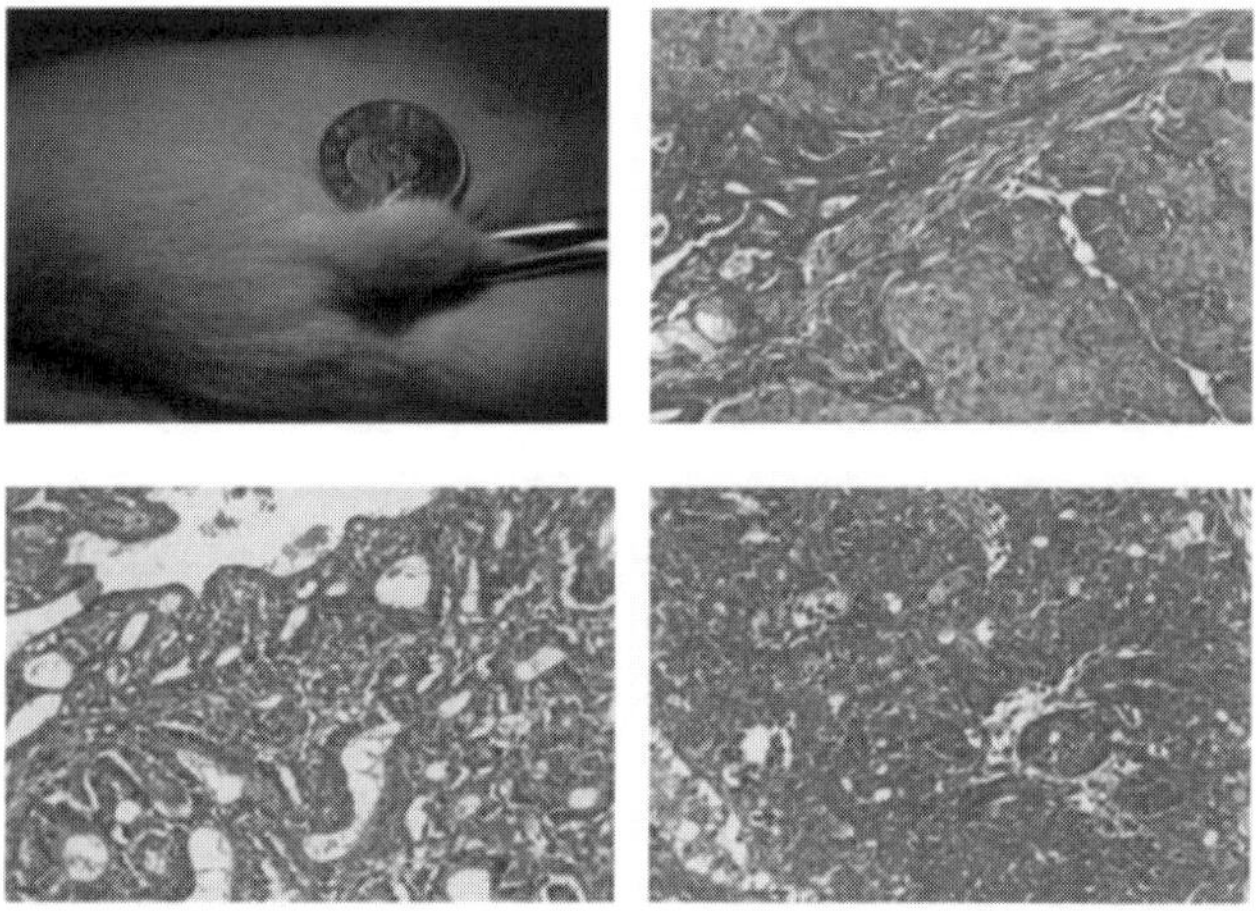

(A) 乳がんの外観　(B) 制御群（投与しません）
(C) 低濃度アントロキノノール　(D) 高濃度アントロキノノール

正常細胞を傷つけない3つの抗がん作用。臨床例では総改善率は70%

これまでの研究からアントロキノノールには、アポトーシス誘導、がん細胞毒性、慢性炎症の抑制という3つの機能によって、がん細胞を抑制、消滅させる力があることがわかりました。

これらの機能において興味深いのは、この物質の持つ強力な抗がん性ではありません。がんの増殖を止める、炎症を抑えるといった確実でありながら穏やかな作用です。細胞毒性に関しても、実際はがん細胞が自らのタンパク質を分解して消滅していきます。いずれも正常細胞を傷つけない、がん細胞をも自然のプログラムに沿って消滅させるという働きです。

このことは、これまでの「毒をもって毒を制す」的な攻撃的ながん治療、患者の命を危険にさらしてがんを殺す治療からの転換であり、今後のがん治療の在り方を示すものだと思われます。

実際、現在開発されている抗がん剤の多くは、がん細胞だけをターゲットにした分子標的薬です。まだ決定的なものはできていませんが、アントロキノノールの抗がん作用はその方向性を示す好例だと言えるでしょう。

アントロキノノールは既にがん患者を対象に臨床試験を行っていますが、その効果は、総改善率70％となっています。

経口投与によるアントロキノノールの安全性試験

●第Ｉ相臨床試験結果

アントロキノノールは、２０１０年５月14日に米国ＦＤＡ、及び台湾行政院衛生署食品薬物管理局の承認を得て、台湾台北栄民総医院と三軍総医院において、非小細胞肺がん（ＮＳＣＬＣ）に対する第Ｉ相臨床試験が実施されました。２０１３年３月、第Ｉ相臨床試験は成功裏に終了しました。関連データは２０１３年に既に米国ＦＤＡへ提出され、手続きが完了しております。
ただ今、第Ⅱ相臨床試験がアメリカと台湾で進行中です。

動物試験と試験管内試験によるアントロキノノールの安全性試験

▼28日間動物毒性試験

マウス及びビーグル犬の最大耐用量試験

マウス及びビーグル犬に対し、28日間、容量漸増法でアントロキノノールを投与しました。結果、投与量が30mg／kgから100mg／kgまで、毒性所見はみられませんでした。

▼90日間動物毒性試験

マウス及びビーグル犬に対し、90日間、アントロキノノールを反復投与しました。結果、投与量が30mg／kgから100mg／kgまで、いずれにも全身毒性所見はみられませんでした。

また安全性薬理試験においても異常はみられませんでした。遺伝毒性試験においても、突然変異、染色体損傷、染色体異常はありませんでした。

これまで行った細胞、動物、ヒト臨床試験において毒性、異常等の事象はありませんでした。安全性において一切問題がないものと考えていいでしょう。

アントロキノノールがすい臓がんの新薬として第Ⅱ相試験に入る

これまでの研究成果として、アントロキノノールは、非小細胞肺がんとすい臓がん、急性骨髄性白血病等の新薬として開発が進められています。既にアメリカのＦＤＡ（全米食品医薬品局）からは、すい臓がんの希少疾病用医薬品（ＯＤ）の認定（販売や医療現場での使用はまだ）を得ています。

現在ＦＤＡのルールに従って、非小細胞肺がん、すい臓がんでは第Ⅰ相臨床試験を終了し、すい臓がんは既に第Ⅱ相臨床試験に入っています。そのためアメリカで９つ、台湾で１つの治験センターで患者に新薬を投与し、効能の評価を得ました。

統計上、非小細胞肺がん患者はＲａｓタンパクにおいて変異の発生率は30～35％であり、一方、すい臓がんでは90％と高率です。そのためＲａｓタンパクに作用するアントロキノノールの第Ⅱ相臨床試験に寄せられる期待は大きくなっているようです。

ＷＨＯによると、２０１２年に世界ですい臓がんで死亡した患者は33万人であり、全てのがんの死亡患者数では7位、アメリカでは4位です。

すい臓がんは最も悪性度が高く難治性のがんであり、その9割以上は腺がんに属します。自覚症状が少なく、発見された時には既に進行し転移していることが多いと言われています。5年生存率は5％以下です。

多くの患者が手術では根治できず、化学療法はあまり効果がありません。現在の医学界には、「すい臓がんの治療に対し、患者に提供できる有効な薬物はない」という悲観的なムードがあります。

新薬承認に向けた臨床試験はⅠからⅢまでですので、アントロキノノールが行っている第Ⅱ相臨床試験を終了すれば、次が最後の臨床試験です。現在の予想では、アントロキノノールは、2016年末前にアメリカFDAに承認申請される見込みです。

このことは治療が困難なすい臓がんの患者にとって大きな希望であり、がん治療における新たな一歩となりそうです。

第3章

アントロキノノール含有エキスの有効性

伝統的な薬用きのこから生まれたサプリメント

サプリメントとして何を選ぶかは大変難しい問題です。ビタミンやミネラル、ホルモン、酵素など現代になって発見、開発されたものもあれば、世界各地の伝統医学、民間療法の中から発見され、紹介されたものもあります。

ここでは後者、伝統医学の中から、ベニクスノキタケという薬用きのこをご紹介します。

世界には数千種という種類のきのこがあり、その中には薬用きのことして珍重されているものがあります。有名なところでは霊芝（サルノコシカケ）、昆虫に寄生する冬虫夏草、猪苓舞茸など漢方薬になっているものがあります。一時注目されたアガリクス、メシマコブ、ヤマブシタケ、既に抗がん剤の材料になっているカワラダケ、最近ではカバノアナタケなど数え上げればきりがないほどです。

古来きのこという生物は、食用だけでなく世界各地で民間療法の薬として利用されてきました。効能は様々ですが、その中には抗がん作用があるとして注目を集めるきのこもあります。

ベニクスノキタケもそうしたきのこです。前章で紹介したように、このきのこからは抗腫瘍効果の高いアントロキノノールという成分が世界で初めて抽出され、大きな注目を集めています。いわゆる「科学的な根拠」という点で突出した働きがあり、サプリメントの素材としても非常に興味深いきのこです。

台湾だけのめずらしいきのこ

ベニクスノキタケは、世界でも台湾だけに自生しているという大変めずらしいきのこです。学名は「Antrodia camphorata（アントロディア・カンフォラタ）」。サルノコシカケと同じ科で原産地の台湾では「樟芝《しょうし》」と呼ばれています。その色は鮮紅色から褐色で、希少性から「森のルビー」「森の宝石」などと呼ばれています。

生息するのは海抜500メートル以上の高山のみで、クスノキ科の牛樟樹《ぎゅうしょうじゅ》という樹木に寄生します。若木には生えず、樹齢100年を超える老木の洞《うろ》（幹の空洞）に寄生

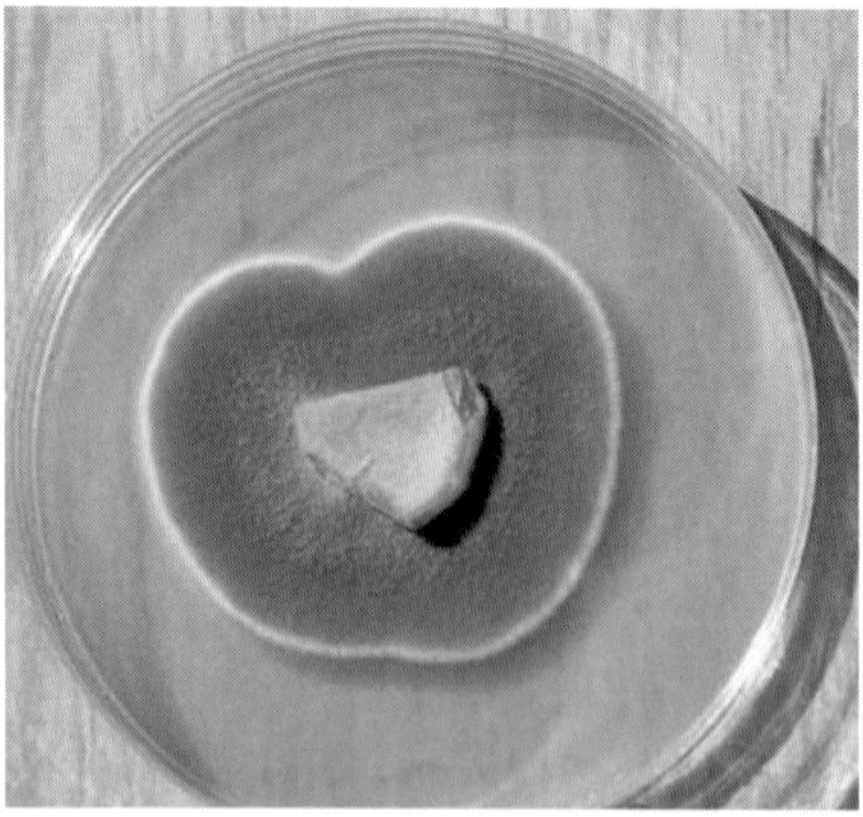

ベニクスノキタケの菌糸体

します。

食用のきのことは違い1年で1㎜程度しか成長しないため、乱獲によってたちまち絶滅寸前となり、台湾政府が国を挙げて保護に乗り出しています。

民間薬として古くから台湾の人々の健康維持や病気回復に役立ってきた長い歴史があり、貴重な薬用きのことして位置づけられています。たとえば食中毒、下痢、肝炎・肝硬変・がん・高血圧・尿毒症など様々な効能が伝えられています。解毒作用があるので、用途は広かったと考えられます。

現代では科学によって、ベニクスノキタケの成分分析や効果効能が調べられており、特に抗腫瘍効果、つまりがんに対する作用が注目されています。

きのこは植物ではなく菌類

きのこという生物ですが、植物だと思っている人が多いかもしれません。実は植物ではなく菌類というのが正解です。

生物学的に、きのこが属するのは動物でも植物でもなく、菌類というカテゴリーです。近い生物でいうとカビの仲間なのでちょっと下等な感じがしますが、青カビから結核の特効薬ストレプトマイシンが見つかったように、菌類は医学薬学研究にとって極めて魅力的な生物です。

世界各地には様々なきのこの民間薬が存在し、太古の昔からその地の人々の健康を支えていました。よく知られたアガリクスやメシマコブは、やはり古来、民間薬として扱われていました。

世界の製薬メーカーは、「明日の新薬の卵」を探して、そうした未知の生物を探し回っています。既にカワラタケというきのこからクレスチン、食用きのこのシイタケからレンチナンという抗がん剤が作られており、きのこはがんには縁のある生物といっていいかもしれません。

広辞苑では、きのこは「子嚢菌《しのうきん》の一部および担子菌《たんしきん》類の子実体《しじつたい》の俗称。山野の樹陰・朽木などに生じ、多くは傘状をなし、裏に多数の胞子が着生。松茸・初茸・椎茸のように食用となるもの、有毒のもの、また薬用など用途が広い」とあります。

われわれが食用にしている太い軸のような部分は子実体といい、根っこのような部分の細いところを菌糸体といいます。きのこの本体はこの菌糸体であり、子実体は花のようなもので、胞子を生産してカサ部分から飛ばすための生殖器官です。

アントロキノノール含有エキスとは

ベニクスノキタケに話を戻します。

天然のベニクスノキタケの薬理成分を利用しようとしても、今日、きのこそのものは、入手がきわめて困難です。天然のベニクスノキタケは、1kg２００万円という値段がつく希少品種になっています。

そこで、台湾では、ベニクスノキタケの菌糸体を人工培養する方法が盛んになりました。前述のとおり菌糸体はきのこの本体であり、薬理成分の全てが含まれています。そういう点では、子実体のような水分の多い部分を利用するより、効率よく培養することができるようです。

今やベニクスノキタケは、台湾が世界にほこる薬用生物であり、政府主導の国家プロジェクトとして研究開発が進む特別な存在なのです。

前章でご紹介したように、台湾の製薬メーカーの1社は、ベニクスノキタケに含まれる抗がん成分アントロキノノールを発見しました。ベニクスノキタケの加工法にも独自の技術を有し、菌糸体を穀物などの固体培地で3か月かけて発酵させる固体発酵という特殊な栽培方法をとっています。

この方法で製造されるベニクスノキタケ菌糸体のエキスは、単純に菌糸体を濃縮したものとは異なり、特殊な成分アントロキノノールが含まれています。この成分は独自の発酵技術と製造方法から発見、抽出可能なものであり、他のどのようなベニクスノキタケ製品にも含まれていません。

がん・免疫系きのこの栄養成分比較

栄養成分	具体内容	個体培養 ベニクスノキタケ菌糸体	霊芝	アガリクス	生理作用
Antroquinonol（アントロキノノール）	個体培養のベニクスノキタケ菌糸体には、他のベニクスノキタケにはない特許成分Antroquinonol®が含有されています。	●			抗腫瘍（癌細胞自食作用、アポトーシス誘導）、免疫調整、炎症の抑制、高コレステロール血症、動脈硬化症、脂肪肝、肝線維症の改善、腎臓保護、スキンケアなど。
多糖類	β-Dグルカン	●	●	●	免疫機能向上、抗腫瘍、高血圧の抑制、コレステロール低減、糖尿病の症状改善など。
トリテルペン	アントシンA、アントシン B、アントシン C、アントシン E、アントシン F、アントシンGメチル、アントシンHメチル、ザンク酸D、など200種類。	●	●		肝臓保護、肝臓解毒機能向上及び肝臓細胞再生、高血圧症改善、炎症の抑制、免疫調整など。
SOD	スーパーオキシドディスムターゼ	●	●	●	活性酸素の毒性の抑制、抗酸化、老化抑制、生活習慣病の予防。
核酸	アデノシン	●	●		育毛効果、血行促進効果、心疾患や脳疾患の予防など。
ビタミン	ビタミンB	●	●	●	疲労回復、成長促進、貧血予防、皮膚健康、血糖値改善など。
	ナイアシン	●		●	酸化還元反応に関与する酵素の補酵素として機能しています。
微量元素	カルシウム	●	●	●	血液凝固や心機能、筋収縮などに関与し、体内で重要な役割を担っている。
	リン	●	●	●	カルシウムとともに骨格を形成すること。
	亜鉛	●		●	酵素の構成、酵素反応の活性化、ホルモン合成や分泌の調節、DNA合成、たんぱく質合成、免疫反応の調節に関与している。
	ゲルマニウム	●	●		抗腫瘍など。
ステロール	エルゴステロール	●	●	●	骨や歯の健康を保つことと骨粗鬆症予防。

そこでこのエキスを「アントロキノノール含有エキス」として、さらに成分分析などの研究が進められています。

アントロキノノール含有エキスの有効成分とは何か

研究の結果、アントロキノノール含有エキスは主な有効成分として、次のような生理活性物質を含んでおり、さまざまな効能を持つことが確認されています。しかし中でも注目されているのは抗腫瘍効果です。

＊アントロキノノール……抗腫瘍効果（がん細胞自食作用、アポトーシス誘導）、抗炎症作用、免疫調整作用、動脈硬化改善作用
＊βグルカン等の多糖類……抗腫瘍作用、高血圧改善作用、血糖降下作用
＊トリテルペン類……血圧降下作用、抗腫瘍作用、抗炎症作用、肝機能向上
＊GABA「ギャバ」……肝機能改善作用、血圧上昇抑制作用
＊エルゴステロール……骨粗しょう症予防作用、抗腫瘍作用

＊ＳＯＤ（スーパーオキシドディスムターゼ）……抗酸化作用
＊核酸……………血行促進、老化防止

多彩な成分を丸ごと含んだサプリメント

前章でご紹介した通り、アントロキノノールは、世界で唯一ベニクスノキタケだけに含まれている成分であり、特殊な方法でしか抽出できないものです。

その高い抗腫瘍効果はアポトーシス誘導などでがん細胞を自然死に導き、かつ正常細胞には害を及ばさない特別なものです。

そのため現在アントロキノノールは、肺がんやすい臓がんなど難治性のがんの新薬として研究開発が進んでいます。特に難治性のすい臓がんの新薬として、アメリカと台湾で試験（第Ⅱ相試験中）が行われ、期待が高まっています。

しかしアントロキノノール含有エキスには、抗がん剤をめざして研究中の純粋なアントロキノノールとはまた違った働きがあります。

前述のようなトリペルテン類やβグルカン、アデノシン、エルゴステロール、SOD、加えてアントロキノノールです。様々な成分をあまさず含んだ生物全体の力は、人間の持つ自然治癒力を高め、様々な病気から人を守り、心身共に健康へ導く総合的な力があります。

抗酸化作用でがんの発生、進行を止める

トリテルペン類のすぐれた抗酸化作用

アントロキノノール含有エキスには、ほかの薬用きのこには見られないトリテルペン類が豊富に含まれています。アントシンA、アントシンB、アントシンC、アントシンE、アントシンFなど、その数200種類以上。それぞれに特徴的な健康効果がありますが、共通しているのが抗酸化作用です。

がんは細胞内の遺伝子に傷がつき、誤った遺伝情報を持った細胞が次々と増殖していきますが、最初の傷をもたらすのは活性酸素であると言われています。活性酸素は「酸化」によって傷をもたらします。トリテルペン類の抗酸化作用は、がんの発生から進行を抑制する働きがあります。

またアントロキノノール含有エキスには、やはり活性酸素を除去するSODも豊富に含まれています。SODはスーパーオキシドディスムターゼの略で、細胞内で発生

する活性酸素を無害化する酵素です。抗酸化物質の中でも最強と言われていますが、残念ながら加齢に伴って減少していきます。これを体の外から補うことで、老化に伴うがん等の病気予防、改善に役立ちます。

アントロキノノール含有エキスには、トリテルペン類だけでなくＳＯＤも豊富なので、相乗効果でさらに高い抗酸化作用が期待できます。

免疫力を高めてがんを排除する

免疫機能を高めてがんを抑制

アントロキノノール含有エキスには、トリテルペン類やβグルカン、アデノシン、エルゴステロール、ＳＯＤなど様々な成分が含まれています。これらの成分は、様々な角度から免疫力を高める働きがあります。

たとえばβグルカンは、がんを攻撃するＮＫ細胞やヘルパーＴ細胞を活性化し、がん細胞の発見や排除を促進します。トリテルペン類は炎症を抑制し、免疫細胞の過剰反応を防いで、免疫システム全体のバランスをとります。ＳＯＤは細胞のがん化を防ぎ、進行を抑制します。また免疫細胞の酸化を抑え、活性の維持をはかります。

それぞれが違った角度から働きかけることで、免疫力全体の向上につながるのです。

腫瘍免疫とは何か

ここで免疫とがんについて少しご説明しておきましょう。

免疫システムの中でも特にがんに対する働きを、「がん免疫」、あるいは「腫瘍免疫」と呼びます。

がん細胞は、通常の免疫システムでは排除しにくい特性を持っています。がん細胞は、正常な細胞が分裂する時に遺伝子のコピーミスによって変異してしまった細胞であり、もともとは「自己」の細胞だからです。特に早期のがん細胞は、細胞の特徴を示す表面のタンパク質も正常細胞とあまり変わりません。従って免疫システムが、これを見落とすことがあるわけです。

そうした自分とよく似たがん細胞を、「自分自身ではない」「非自己」として認識すること、そして攻撃・殺傷し排除する働きが「腫瘍免疫」です。

その働きはまず、全身をくまなくパトロールするマクロファージや樹状細胞、前述のＮＫ細胞などに委ねられます。これらの細胞は血液に乗って全身のすみずみを監視する免疫システムの最前線です。

パトロールの過程でがん細胞を発見すると、これを食べたり、破壊、殺傷して排除します。

しかもがん免疫は、がん細胞の発見→殺傷、排除のみならず、免疫細胞が闘った相手は何者かを、免疫システムの司令塔と言われるヘルパーT細胞などに知らせる働きを持っています。

がん細胞と闘った免疫細胞（マクロファージ、樹状細胞）は、がん細胞の破片を抗原としてヘルパーT細胞などに知らせます（抗原提示）。「こんな敵がいた！」という情報伝達を行うわけです。

がん細胞の情報を受け取ったヘルパーT細胞は、これと闘う免疫細胞であるキラーT細胞や好中球、B細胞などに指令を出して参戦を促します。こうしてがん細胞に対して、マクロファージ、樹状細胞、NK細胞等に加えキラーT細胞、B細胞、好中球等が加わって総攻撃が行われます。

こうした免疫細胞の中でもB細胞は、特別な役割を担っています。この細胞の仕事は、敵の特徴を記憶し、ぴったりの武器（抗体）を作ることです。ただしがん細胞は特徴である抗原を変化させるので強敵です。

このようにがん細胞に対しては、あらゆる免疫細胞が立ち向かう総力戦となります。

腫瘍免疫の主役・最強の「殺し屋」NK細胞

がん細胞に対して、最も強力な戦闘能力を持つのはNK細胞と呼ばれるリンパ球です。全リンパ球の10％～30％と量的にも多く、他のリンパ球とは異なる闘いを展開します。

NK細胞はナチュラル・キラー細胞（natural killer cell ＝生まれながらの殺し屋細胞）の略で、司令官であるヘルパーT細胞の命令を受けることなく、がん細胞を見つけ次第これに接触し攻撃を開始します。

攻撃方法はNK細胞が持っている特殊な弾丸による狙撃です。その弾丸はパーフォリンと呼ばれる物質で、これを撃ち込んでがん細胞に穴を開け、グランザイムという顆粒を打ち込みます。グランザイムはがん遺伝子の鎖を断ち切り、がん細胞の無限の増殖を止め死滅させるのです。

ある物質が免疫力を高めるかどうか、がん免疫を活性化するかどうかを調べるために必ずＮＫ細胞が登場するのは、この細胞のがん細胞に対する強力な殺傷力のためです。

アントロキノノール含有エキスは前述の実験でおわかりのとおり、ＮＫ細胞を活性化する働きを持っています。その理由は、アントロキノノール含有エキスに含まれるβグルカンとトリテルペン類、そしてアントロキノノールとの相乗効果と考えられています。

アポトーシスの誘導作用

がん細胞のアポトーシスを促進

私たちの体は60兆個という莫大な数の細胞から成り立っています。これらの細胞は次々に新しい細胞に入れ替わり、古くなった細胞は、自らを分解して死んでしまいます。このような細胞の自然死、自殺をアポトーシスと言います。全ての細胞には遺伝子にあらかじめプログラムされた寿命があり、その時間を全うすると新しい細胞にバトンタッチして消滅するのです。

これに対してウイルスが感染した細胞、遺伝子が傷ついた細胞などのように、体にとって好ましくない状態になった細胞は、免疫細胞に排除されて死んでいきます。寿命には関係ありません。こうした現象をネクローシスと言います。

ご存じのように、がん細胞は遺伝子が傷ついた細胞です。特に、寿命がきたら自然死するというプログラムが壊れて、無限に分裂を繰り返して増殖していきます。本来はわずかな傷なら自己修復作用が働いて正常な細胞に戻りますが、傷が多すぎると修復ができなくなってがん化してしまうのです。

これまでの研究により、アントロキノノール含有エキスには、ガン細胞をアポトーシスへと導く作用があることが確認されています。

肝臓疾患の改善など多彩な健康効果

アントロキノノール含有エキスは、がん以外にも様々な病気の改善に効果があることがわかっています。

例えば肝炎や肝硬変などの肝臓疾患です。これまで慢性肝炎や肝硬変の患者に対する臨床試験が行われ、いずれも検査数値の正常化や肝炎ウイルスの減少などが確認されています。

他にも動脈硬化の改善や腎臓機能の回復、全身性エリテマトーデスや関節リウマチなどの自己免疫疾患の改善など、様々な病気や症状の改善が確認されています。またユニークなのは運動などによる疲労の回復効果です。

こうした多彩な健康効果は、アントロキノノール含有エキスが持っているトリテルペン類やβグルカン、アデノシン、エルゴステロール、SOD、加えてアントロキノノールなどの多種多様な成分によるものだと考えられます。このことは単一成分だけを抽出して作る医薬品にはないメリットであり、サプリメントの持つ総合的な健康効果であると言えます。

がんに関しても同様です。

がんという病は、がん細胞ばかりに目が行きますが、病んでいるのは患部だけではありません。がんによる痛み、苦しみ、恐怖、不安、絶望など患者の心身すべてが病んでいると言っていいでしょう。

サプリメントは、医薬品などの医学治療とは異なる薬理作用で、病気からの回復を助けます。アントロキノノール含有エキスはまさにそうした総合的な力を持ったサプリメントだと言えるでしょう。

ヒト安全性臨床試験をクリア

サプリメントとして人が摂取するものは、何より安全性が基本です。アントロキノノール含有エキスは菌糸体を加工しますが、もともとは自然の生物です。重金属などの汚染や農薬、何らかの毒性物質が含まれていないか検査する必要があります。

そこでヒトに対して行われた安全性試験を記載しておきます。

▼アントロキノノール含有のベニクスノキタケ菌糸体粉末の反復投与による安全評価研究

試験対象……健康な成人30名

試験方法……被験者30名に90日間、アントロキノノール含有エキスを1日2回経口投与し、測定値の平均変化を評価します。

評価項目……SGOT（AST）、SGPT（ALT）、アルブミン、グルコース、クレアチニン、尿酸、コレステロール、TG、γ-GT、アルカリホスファターゼ、総ビリルビン、D-Bil、BUN、TP、GLOとバイタルサイン（心拍、血圧、体温）

結　論………90日間の摂取後も検査測定値は変化しませんでした。治験期間中、被験者のバイタルサインは正常で、全試験期間を通して、有害事象は発生しませんでした。このことから健康な成人が長期に渡り、毎日アントロキノノール含有エキスを摂取しても安全であったことが示されました。

アントロキノノール含有エキスは、次のいずれの安全性試験においても異常や問題がなく、安心して摂取できるものであることが確認されました。

●残留農薬検査、
●重金属検査
●急性毒性試験
●変異原性試験（Ａｍｅｓ試験）
●染色体異常試験
●小核試験
●亜急性毒性試験

第4章

がん細胞が消失・縮小した改善例

総改善率70%。高濃度アントロキノノール含有エキスの抗がん作用

これまで複数国の研究者が台湾、米国及び東南アジア等の地域において、計198名の患者を対象に、高濃度アントロキノノール含有エキスを経口投与し、治療効果についての観察、研究を行いました。対象となったのは肺がん、肝臓がん、乳がん、前立腺がん、すい臓がん、大腸がん、多発性骨髄腫など様々な患者です。

これらのがんの全てにおいて、寛解した例がありました。198名の臨床例のうち、寛解は8名、部分寛解は119名、転移がん寛解は12名で、総改善率は70%という結果です。

この臨床例の経過をご紹介します。

がんのタイプ	使用人数	寛解	部分寛解	転移がん寛解	改善(%)
肺がん	120	3	71	3	64
肝臓がん	31	2	18	1	68
乳がん	10	0	6	4	100
前立腺がん	6	1	2	3	100
すい臓がん	4	0	3	0	75
大腸がん	5	0	3	1	80
腎臓がん	4	0	3	0	75
胆嚢がん	4	1	0	0	25
多発性骨髄腫	2	1	1	0	100
子宮がん	2	0	2	0	100
卵巣がん	2	0	2	0	100
膀胱がん	2	0	2	0	100
リンパ腫	2	0	2	0	100
脳腫瘍	3	0	3	0	100
中皮腫	1	0	1	0	100
合計	198	8	119	12	70

高濃度アントロキノノール含有エキスで改善、寛解した症例

【原発がん、転移がん】

※症例1・2は「まえがき」に掲載

症例3 骨に転移した末期の肺腺がん。転移したがんは消失し、病状は安定

Lさん　女性

Lさんは2010年に肺腺がんと診断されました。既に4期と末期であり、骨に転移していました。医療機関での治療は化学療法のみ。そこでLさんは、2011年1月に始まった化学療法の助けになればと高濃度アントロキノノール含有エキスを飲みはじめました。

同年3月に検査を受けたところ、肺のがんに変化はないものの、骨に転移したがんは縮小していました。

同年6月、検査の結果、肺のがんに変化は認められませんでしたが、骨に転移した

がんが消失していました。

Lさんは高濃度アントロキノノール含有エキスの服用を減らし、化学療法との併用を続けました。翌2012年11月、がんに変化はありませんでしたが、病状は安定しています。

症例4 ▼▼ 肺腺がんの抗がん剤治療に高濃度アントロキノノール含有エキス併用。がんの一部が消失

Kさん　女性

Kさんが肺腺がんの1期と診断されたのは2010年のことでした。Kさんは 抗がん剤の分子標的薬タルセバの服用を開始するとともに、高濃度アントロキノノール含有エキスを飲みはじめました。

治療開始後1ヶ月して抗がん剤を減量しましたが、その3ヶ月後、レントゲン検査

で一部の小さながんの消失を確認できました。

その後1年同じ治療を続けたところ、まだ小さながんが残っていましたが、その後Kさんは抗がん剤を中止しています。高濃度アントロキノノール含有エキスのみを継続しました。

さらに1年、がんは変化していませんが、Kさんは体調が安定しお元気です。

症例5 末期の肺腺がんが消失し、転移した脳のがんも消えた

Sさん　女性

Sさんは末期の肺腺がんと診断され、脳にも転移していました。治療は化学療法ですが、Sさんは抗がん剤と高濃度アントロキノノール含有エキスを併用することにしました。

2ヶ月後、肺のがんが消失。さらに1ヶ月半服用し続けたところ、脳のがんも消失

したのです。

その後、高濃度アントロキノノール含有エキスの服用は減量し、半年経過しましたが、再発もなく、よい状態を続けているとのことです。

症例6

肝臓に転移した大腸がん。高濃度アントロキノノール含有エキスのみでがんが半分に縮小

Hさん　女性

2010年、Hさんは大腸がんであることがわかりました。しかも肝臓に転移が見られました。Hさんは治療法として、手術や抗がん剤を避け、6月、高濃度アントロキノノール含有エキスの服用を開始します。

3ヶ月後、肝臓のがんが3センチから1・5センチまでに縮小。Hさんは、高濃度アントロキノノール含有エキスの効果だと感じています。

症例7 末期のリンパ腫が改善し病状安定

Tさん　80歳女性

Tさんがリンパ腫と診断されたのは2012年。既に病状は末期とのことでした。同年夏、病院で治療を受けながら、友人の紹介で朝、晩に高濃度アントロキノノール含有エキスの摂取を開始しました。

その後、病状は徐々に改善。高濃度アントロキノノール含有エキスを減量しても悪化することなく、病状は安定しているとのことです。

症例8 骨に転移した肺腺がん。今は痛みもなく病状は安定

Sさん　男性

Sさんが肺の腺がんと診断された時、すでにかなり進行しており、骨に転移もありました。病院では抗がん剤の分子標的薬イレッサによる治療を受けていましたが、耐

性ができてしまったため、アリムタに変更。痛みもあるため鎮痛剤が処方されました。

Sさんはその頃の2012年8月から高濃度アントロキノノール含有エキスの服用を開始しました。じきに疼痛が緩和したため、鎮痛剤の服用を中止しましたが、痛みが復活することはありませんでした。体調もよくなり、自分でクルマを運転して出かけることもできるようになりました。

以後も病状は安定しているとのことです。

【再発予防】

症例9 再発しやすい肝臓がん2期。治療後は体調もよく再発なし

Kさん 男性

2012年8月、Kさんは肝臓がんの第2期と診断されました。治療は血管カテーテル治療、ラジオ波焼灼療法を実施し、がん細胞を取り去ることができました。

Kさんは再発予防のため、友人の紹介で高濃度アントロキノノール含有エキスを飲みはじめました。

3ヶ月服用したところ、状態は安定。その後さらに3ヶ月後の検査の結果、再発は認められませんでした。

Kさんは完全に仕事に復帰。現在も高濃度アントロキノノール含有エキスを服用中です。病状は引き続き安定しており、体調も良好とのことです。高濃度アントロキノノール含有エキスは、再発予防と体調維持の要と感じているそうです。

症例10 第3期の大腸がんを手術で切除。化学療法中止しても再発なし

Lさん 36歳男性

Lさんは第3期の大腸がんと診断され、2012年4月 手術により病巣を切除しました。手術の傷口を縫合した後、高濃度アントロキノノール含有エキスを服用開始。化学療法との併用です。

3ヶ月後の検査では状態は良好で、再発も認められませんでした。高濃度アントロキノノール含有エキスを減量し、化学療法との併用は続けましたが、化学療法の副作用で手足の痺れが出るようになったので、高濃度アントロキノノール含有エキスの量を戻して継続しました。

同年10月、検査では状態は良好で再発も認められないので、化学療法は中止しました。体調がよいので、高濃度アントロキノノール含有エキスも再減量しました。

2013年4月 検査の結果、体調は良好であり、再発も認められませんでした。

症例11 ▼▼ 肝臓がん第2期ながら体調良好

Yさん　53歳男性

Yさんは肝臓がんの2期です。病院での治療は行わず、高濃度アントロキノノール含有エキスを毎日服用しています。

服用を続けて半年後、体調よく、状態はよいとのことです。その後、定期的に高濃度アントロキノノール含有エキスを服用し、悪化を防いでいるとのことです。

【治療前のがん抑制】

症例12

すい臓がんの疑い濃厚な腫瘤。高濃度アントロキノノール含有エキスのみで疑いは一掃され腫瘤も消えた

Wさん 50代女性

Wさんは長年、胃の周辺に鈍痛を感じていました。2012年8月18日、大学病院の健康診断センターを受診。腹部エコー検査の結果，すい管の拡張が見つかりました。医師の診察では、すい臓疾患の疑いありと言われたそうです。

その後腹部CT、すい臓CTを受け、遠位主すい管の拡張が認められました。9月3日に精密検査でEUS（超音波内視鏡検査）。6・5㎜の低エコー腫瘤と遠位主すい管の拡張が認められました。ここで診断結果が「すい臓がんの疑い」。

Wさんは医師に入院を勧められましたが、これを断り、友人の紹介で高濃度アントロキノノール含有エキスを飲みはじめました。

Clinical Diagnosis :
Health check-up

Findings :
Liver : Fine echotexture with smooth surface
GB : A 0.3 cm lesion fixed on wall
Biliary system : negative
Pancreas : The distal part of P-duct was dilated up to 6.1 mm in diameter
Spleen : negative
Kidney : negative
PV : negative
Others : negative

Diagnosis
Liver : Negative
GB : Gall bladder polyp, small
Biliary system : Negative
Pancreas : Dilated main pancreatic duct
Spleen : Negative
Kidney : Negative
PV : Negative
Others : Negative

Suggestion
Suggest abdominal CT

Examiner : [redacted] 醫師

診断書1

２０１２年10月1日（高濃度アントロキノノール含有エキス服用23日目）帰国。２０１２年10月12日ＭＲＣＰ検査（胆管すい管造影検査）を受けました。

結果、胆管及びすい管の拡張なし。肝臓、脾臓、すい臓、腎臓に異常なし。腹部大動脈周囲リンパ節異常なし。腹水なし。すい臓がんに関する病変なしとなりました。

Ｗさんは他の検査や治療の予約をしていましたが、これらを全て取消しました。高濃度アントロキノノール含有エキスを飲んだために、数ヶ月で病変が全て消えてしまったのではないか、と考えているそうです。

檢查項目
電腦斷層造影—有／無造影劑
疾病診斷
2390（ICD-9-CM_消化系統性質未明之腫瘤）

影像發現
Abdomen CT without/with contrast enhancement shows:
- Liver: Normal.
- Portal venous system: Patent.
- Spleen: Normal.
- Pancreas: Normal.
- Adrenal glands: Normal.
- Gallbladder and biliary system: No evidence of biliary tract obstruction. Focal mild wall thickening at gallbladder body with stenosis, R/O adenomyomatosis.
- GI tract: No evidence of bowel obstruction.
- Urinary system: No evidence of obstructive uropathy. A 1.8cm fat-containing nodule at medial lower pole of left kidney.
- Peritoneum/retroperitoneum: Normal.
總斷
1. R/O adenomyomatosis, gallbladder body.
2. Left fat-containing renal nodule, R/O angiomyolipoma.

診断書2

[redacted]別：女
就診日期：2012/08/27　科別：內科部　看診者：[redacted]

S.
Epigastric dull pain for many years; dilated P-duct noted at screening echo
Alcohol -
Smoking -

O.
CT: smoothly dilated main P-duct at distal part

A.
1.[主]577.1 Chronic pancreatitis

P.
EUS (IVG) (Prof Wang)
OPD 10/1
處方
1.Dobecon 100 mg/tab　: PO　1 tab　TIDPRN　14 days　42 tab

檢驗・檢查
1.E.U.S.內視鏡超音波檢查—上消化道(麻醉)
Symptom:.
DURATION:
檢查排程：2012/9/3 下午 3號 總院區 內視鏡(診一)
預約
1.預約門診：2012/10/1 下午 總院區 內科部 32診 16號

診断書3

Clinical diagnosis :
Dilated P-duct at head portion

Indication :
Dilated P-duct at head portion

Organ :
Pancreas

Instrument :
GF-UE260

Pre-medication :
Buscopan [Hyoscine]

Sedation / Anesthesia :
Dormicum + Rapifen + Propofol

Endoscopic Findings :
Negative

Endoscopic Ultrasound Findings :
EUS with GF-UE260 showed dilated P-duct(around 3.3mm) at head portion. One 6.5mm hypoechoic lesion with hyperechoic rim was noted next to the dilated P-duct.

Fine-Needle Aspiration :
Nil

Diagnosis :
Suspicious of pancreatic tumor, head, near ampulla, with focal P-duct dilatation

Preliminary Cytology Diagnosis :
Nil

Suggestion :
Consider MRI/MRCP +/- ERCP

Complication :
Nil

診断書4

[redacted]
科別：內科部　　醫師：[redacted]
檢查日期：2012/10/12　　報告日期：2012/10/14　[redacted]
[redacted]

檢查項目
MRI With/Without Contrast--Abdomen
疾病診斷
2390 (ICD-9-CM_消化系統性質未明之腫瘤)

影像發現
History of abdominal pain.

Study: MRCP; MRA; MR study of abdomen
Machine: Siemens, Tim 13722
Contrast medium: without and with iv contrast medium.
Indication: for abdominal pain
Findings:
1. MRCP reveals no evidence of bile ducts or pancreatic duct dilatation; no anomalous pancreaticobiliary union.
2. there are no focal lesions in the liver, spleen, pancreas, both adrenal and kidneys
3. there is no evidence of paraaortic LAPs in abdomen
4. there is no ascites
臆斷
no definite focal lesions;

診断書5

症例13 末期のすい臓がん。手術不可能ながら体調回復

Hさん 男性

金融機関のマネージャーであるHさんは、健康診断ですい臓に異常があることがわかりました。しかし医者に行くと、すい臓に腫瘍はあるけれども良性であり、経過観察と診断されました。

しかしHさんは、医者の見解を楽観しすぎであると思いました。良性、悪性に関わらず、先に高濃度アントロキノノール含有エキスの服用を開始し、T病院に行って更に詳細な検査をすることにしました。

1ヶ月後、診察と検査の際、末期すい臓がんであることが判明しました。後日手術となりましたが、大きくなったがんの組織が動脈の近くにあることがわかり、危険なため手術を中止せざるをえませんでした。

高濃度アントロキノノール含有エキスの摂取を継続したところ、現在まで8ヶ月の間、体の調子はとてもよく、毎日普段どおり出勤しています。

症例14

甲状腺に転移し手術予定の口腔がんが、高濃度アントロキノノール含有エキスの服用で2週間で消失

Aさん　男性

台湾の大企業のマネージャーを務めるAさんは、口腔がんが甲状腺に転移し、口腔内に500円硬貨大のがんがあり、転移して甲状腺に2センチ以上の大きさのがんができていました。

手術をする2週間前、Aさんは、上司Yさんに高濃度アントロキノノール含有エキスを勧められました。そこで朝、昼、夜の食後に4粒ずつを飲んでみました。

2週間が経過し、化学療法と手術の準備で検査を受けると、口腔内の粘膜の状態が改善されてがんも消え、頚部のがんもほとんど消えていることがわかりました。Aさんは看護師に「私はがんを飲み込んでしまった」と笑って言ったとのことです。

第5章

アントロキノノール含有エキスに関するQ&A

ベニクスノキタケとはどんなきのこですか？

世界でも台湾だけ、また標高５００ｍ以上の高山に自生する希少種のきのこです。学名は「Antrodia camphorata（アントロディア・カンフォラタ）」。原産地では「樟芝《しょうし》」と呼ばれています。

クスノキの一種の牛樟樹《ぎゅうしょうじゅ》という木のみの洞に生えるため、数は少なく、近年は採集が厳しく規制されています。色は鮮紅色から褐色で、希少性から「森の宝石」などと呼ばれています。台湾の人々にとって、肝臓や腎臓などの薬であり、伝統的な民間薬でした。

ベニクスノキタケにはどんな成分が入っているのですか？

これまでの研究の結果、ベニクスノキタケには次のような成分が入っていることがわかっています。

抗腫瘍効果のあるβグルカンをはじめとする多糖類、抗酸化作用の高いトリテルペン類、肝機能改善作用、血圧上昇抑制作用のあるγ（ガンマ）アミノ酪酸（ＧＡＢＡ「ギャバ」とも呼ばれる）、同じく抗酸化作用で活性酸素を除去するＳＯＤ（スーパーオキシドディスムターゼ）、老化防止に役立つ核酸、骨粗鬆症予防効果のあるエルゴステロールなどです。

そしてベニクスノキタケだけが含有している成分アントロキノノールです。この物質はベニクスノキタケ菌糸体を特殊な方法で発酵し、有効成分を凝縮しないと発現しない特殊な成分です。

他にもビタミンＢ類や食物繊維などが含まれています。

ベニクスノキタケの菌糸体が薬用に使われているそうですが、菌糸体とは何ですか。なぜきのこそのものを使わないのですか？

ベニクスノキタケは大変希少なきのこで、今では採集が厳しく規制されています。そこでベニクスノキタケの根元にある根っこのような菌糸体が、薬用素材として使われているのです。

きのこは動物でも植物でもなく「菌類」に属しています。菌糸体がきのこ本来の本体であり、この部分に様々な有効成分がぎっしり詰まっています。加工する場合、菌糸体の方が水分も少なく、有効成分が効率よく取り出せるというメリットがあります。

ベニクスノキタケには、どんな健康効果があるのですか？

現在最も注目されているのはがんに対する効果です。ベニクスノキタケに含まれているβグルカンやトリテルペン類、ＳＯＤなどは、いずれもがんの発症や増殖を抑え、免疫力を高めてがんを排除する作用があることがわかっています。

なかでもアントロキノノールという成分は、がんの増殖を抑えて自然死（アポトーシス）させるという理想的な抗がん作用を持っています。ただしベニクスノキタケの菌糸体に特殊な発酵培養という加工を加えないと発現しない物質であることから、こうした技術を持ち、特許を持つ企業だけが製造しています。

他にもベニクスノキタケに含まれている成分から、老化防止、疲労回復、肝機能の向上、動脈硬化の防止と改善などがあります。さらに免疫力を高めるだけでなく、アレルギー疾患を改善するなど過剰な免疫反応を抑える働きもあります。

アントロキノノールとは何ですか？

アントロキノノール（Antroquinonol®）とは、台湾原産のきのこ、ベニクスノキタケから世界で初めて発見・抽出された成分です。化学的にはシクロヘキサンケトン化合物で、全く新しい低分子構造を持っています。

台湾の製薬メーカーが、ベニクスノキタケ菌糸体から独自の製法で培養し、成分を凝縮していく過程で抽出された成分で、１０００kgのベニクスノキタケ菌糸体からわずか１ℓしか取り出すことができません。この製造技術を持つ１企業だけが特許を取得しており、製造することが可能になっています。

その後アントロキノノールは、様々ながんに効果があることがわかり、現在がんの新薬として研究開発が進められています。

アントロキノノールは、どうしてがんに効果を発揮するのですか？

がん細胞の多くは、細胞分裂が止まらず無限に増殖を繰り返す性質を持っています。その理由のひとつが、増殖のスイッチと言われるＲａｓタンパクです。アントロキノノールは、このタンパクのスイッチをオフにすることによってがん細胞の増殖を止めるため、細胞は自然に死滅します。

正常な細胞には全て寿命があり、それは遺伝子に書き込まれています。寿命がくると細胞は自然に死んでいきます。これをアポトーシスと言いますが、がん細胞はその機能が壊れているので、無限に増殖を繰り返しています。アントロキノノールは、そうしたがん細胞を自然死に導くアポトーシス作用で抗腫瘍効果を発揮するのです。

またアントロキノノールは、がん細胞が細胞周辺で起こす炎症を止める働きを持っています。炎症は細胞分裂を促進するので、がん細胞にとっては好都合な環境となります。アントロキノノールは炎症細胞に入り込んで、炎症性サイトカインの産生を妨げるため炎症はおさまり、間接的にがんの増殖を妨げます。

アントロキノノールはどんながんに効果があるのですか?

これまでヒトを対象とした臨床試験で、肺腺がん、肺大細胞がん、乳がん、すい臓がんなどでのがんの抑制効果が認められています。また乳がん、前立腺がんの骨転移においてて、アントロキノノールが溶骨現象を抑制すること、骨転移における疼痛の緩和作用もあることがわかっています。

動物実験の段階では、ラットを使った試験で乳腺がんに抑制作用があることが観察されています。

アントロキノノールの抗がん剤はありますか。副作用は大丈夫ですか？

まだ医薬品として医療現場で使われてはいませんが、現在アメリカと台湾で、非小細胞肺がんとすい臓がんの新薬として、承認に向けての臨床試験に入っています。

医薬品化に向けては通常Ⅰ相試験、Ⅱ相試験、Ⅲ相試験という3段階があり、アントロキノノールはⅡ相試験に入っています。

このうちすい臓がんは、最も治癒の難しい難治性のがんで、効果的な抗がん剤はほとんどないとされています。アメリカではがんによる死亡原因の第4位です。

一方すい臓がんは、その90％が、細胞の増殖スイッチであるＲａｓタンパクに異常が見られるため、これをオフにする働きを持つアントロキノノールに対する期待は非常に高いようです。

アントロキノノールの抗がん剤は、これまでの研究で、従来の抗がん剤が抱えていた副作用はほぼないことがわかっています。脱毛や激しい吐き気などはありませんし、下痢や倦怠感なども指摘するほどではないようです。

ただ患者さんの体調によっては、飲用後、多少胃腸の調子が悪いといったことはあるかもしれません。

アントロキノノールの安全性に関しては問題ありませんか?

まずヒトに対しては、90日間の経口投与による安全性試験を行って、全く問題なしという結果になっています。

アントロキノノール含有エキスとは何ですか？

ベニクスノキタケから作られた無添加サプリメントです。ベニクスノキタケの菌糸体を培養し、乾燥した後、エキスを抽出したのがアントロキノノール含有エキスです。菌糸体が1000kgあれば、そこから出来るアントロキノノール含有エキスはわずか16ℓですが、ベニクスノキタケの有効成分はもれなく含んでいます。

アントロキノノール含有エキスには、どんな成分が入っているのですか？

βグルカンをはじめとする多糖類、トリテルペン類、γ（ガンマ）アミノ酪酸（GABA「ギャバ」とも呼ばれる）、エルゴステロール、SOD（スーパーオキシドディスムターゼ）、核酸、そしてベニクスノキタケにしか含まれていないアントロキノノールです。

アントロキノノール含有エキスにはどんな効果があるのですか？

まずアントロキノノールの持つ抗腫瘍効果です。またβグルカンには免疫力を向上させる作用があります。トリペルテン類とSODには抗酸化作用があり、活性酸素を除去します。核酸には血行促進効果、エルゴステロールには骨を丈夫にする作用、GAVAには抗ストレス効果があるとされています。

この中でアントロキノノール、βグルカン、トリテルペン、SODが揃うと、がんの発症や増殖の抑制に幅広い力を発揮してくれます。

アントロキノノール含有エキスは、ベニクスノキタケ全ての成分を凝縮したものなので、がんに特化した純粋なアントロキノノールとはまた違って、肝臓を保護したり、疲労回復を助けたり、アレルギーなどの自己免疫疾患を改善したりと幅広い効果が期待できます。

アントロキノノール含有エキスは、1日にどれくらい飲めばいいでしょう。またいつ飲むのが最も効果的ですか？

アントロキノノール含有エキスは薬ではないので、はっきりした量は決まっていません。がんからの回復を期待するのであれば、1日12粒くらいを目安に、朝晩の食後に分けて飲むとよいでしょう。

またアントロキノノール含有エキスだけでなく、本書の1章を参考にして、毎日の食事をきちんと見直しましょう。有機栽培の玄米菜食など自然治癒力を高める食事を食べ、がんが好む砂糖や添加物の多い食品はなるべく避けましょう。

他の医薬品と一緒に摂取してもかまいませんか？

薬の飲み合わせは気を付けなければならない問題ですが、これまでどのような薬と一緒に摂取しても、特に問題は発生していません。これまで厚労省や関係省庁、関連団体から、アントロキノノール含有エキスが要注意食品として指摘を受けたこともありません。従って、薬と一緒に摂取しても問題ないと考えられます。

アントロキノノール含有エキスは、安全性において問題はありませんか。農薬や有害金属などの汚染や添加物の問題はないでしょうか？

アントロキノノール含有エキスは、厳密なヒト安全性臨床試験をクリアしています。残留農薬検査、重金属検査、急性毒性試験、変異原性試験（Ａｍｅｓ試験）、染色体異常試験、小核試験、亜急性毒性試験なども全て問題なし、異常なしという結果が出ています。必要と考えられる安全性試験は全てクリアしています。

またアントロキノノール含有エキスの製造メーカーが、各種安全性、有効性の資料を提出、申請した結果、２０１５年4月1日、厚労省から「固態培養ベニクスノキタケ（アントロディア・カンフォラタ）の菌糸体」が「非医薬品リスト」に追加されました。このことはアントロキノノール含有エキスが、安全性において問題のない無添加食品であると認められたことを意味しています。安心して服用していただけるものと考えられます。

参考文献

『がんが自然に治る生き方――余命宣告から「劇的な寛解」に至った人たちが実践している9つのこと』
ケリー・ターナー・著　プレジデント社

『がんが自然に消えていくセルフケア ――毎日の生活で簡単にできる20の実践法』
野本篤志・著　現代書林

『家族のケアでがんは消える』　野本篤志・著　遊タイム出版

『僕はガンと共に生きるために医者になった』　稲月　明・著　光文社新書

『台湾特産の伝統薬ベニクスタケ（樟芝）』　米山　誠・著　ハート出版

◉ 監修者プロフィール

前山 和宏（まえやま・かずひろ）

医師／メディアートクリニック院長

1990年 4月	日本大学医学部卒業。医師国家試験合格
1990年 5月	財団法人天理よろづ相談所病院 総合診療教育部 研修医
1992年 5月	国立東京第二病院（現、東京医療センター） 総合診療科・消化器科 レジデント
1995年 5月	特定医療法人 慈敬会 府中医王病院 内科・在宅医療部 医員
1998年 5月	医療法人社団 同友会クリニック 院長
1999年 5月	医療法人社団 東仁会 高尾駅前クリニック 院長
2004年 4月	前山クリニック 院長
2010年 4月	メディアートクリニック 院長
2012年 4月	医療法人社団鳳龍会 メディアートクリニック 理事長・院長

◉ 著者プロフィール

木下カオル

医療ジャーナリスト

1959年生まれ。出版社勤務を経てフリーランスのジャーナリストとなる。リウマチや糖尿病などを始めとした生活習慣病やがんなどをテーマに健康、医療分野の執筆活動を展開中。

本書を最後までお読みいただきまして
ありがとうございました。

本書の内容についてご質問などがございましたら、
小社編集部までご連絡ください。

総合科学出版編集部

TEL: 03-6821-3013

FAX: 03-3291-8905

再発・転移の不安からも解放される
がん細胞を徐々に消していくために患者ができること

2015年　7月15日　初版第1刷
2022年　4月30日　　第16刷

著　者　木下カオル
監修者　前山和宏

発行人　西村 貢一
発行所　株式会社 総合科学出版
〒101-0052
東京都千代田区神田小川町3-2 栄光ビル
TEL　03-6821-3013
URL　http://www.sogokagaku-pub.com/

印刷・製本　株式会社 文昇堂

ISBN978-4-88181-353-9